Heinrich Praetorius

Die Blutung als Primärsymptom bei den Schusswunden der

Extremitäten

Heinrich Praetorius

Die Blutung als Primärsymptom bei den Schusswunden der Extremitäten

ISBN/EAN: 9783743611955

Hergestellt in Europa, USA, Kanada, Australien, Japan

Cover: Foto ©berggeist007 / pixelio.de

Heinrich Praetorius

Die Blutung als Primärsymptom bei den Schusswunden der Extremitäten

Die Blutung als Primärsymptom bei den Schusswunden der Extremitäten.

INAUGURAL-DISSERTATION

WELCHE ZUR

ERLANGUNG DER DOCTORWÜRDE

IN DER

MEDICIN UND CHIRURGIE

MIT ZUSTIMMUNG DER

MEDICINISCHEN FACULTÄT

DER

FRIEDRICH-WILHELMS-UNIVERSITÄT ZU BERLIN

am 16. Juli 1897

NEBST DEN ANGEFÜGTEN THESEN

ÖFFENTLICH VERTEIDIGEN WIRD

DER VERFASSER

Heinrich Praetorius

aus Wiesbaden.

OPPONENTEN:

Herr Dr. med. A. Harmel.
— Dr. med. H. Nordt.
— Cand. med. H. Flath.

Potsdam, 1897.

Kramer'sche Buchdruckerei (Paul Brandt).

Meinem lieben Vater.

Die Frage, welche von jeher die Kriegschirurgen beschäftigt hat und auch heute noch infolge ihrer hohen diagnostischen und therapeutischen Bedeutung die sorgfältigste Beachtung und das eingehendste Studium nötig macht, es ist die Frage nach der äusseren Blutung als Primärsymptom der Schusswunden. „Kein Schmerzensschrei des auf dem Schlachtfeld Getroffenen," sagt v. Bergmann, „ruft so rasch uns zur Stelle, als die Welle roten Blutes, die aus der Schussöffnung in gewaltigem Schwalle hervorstürzt." Doch wie einerseits das strömende Blut zu schneller Stillung sicheres Wissen und Können des Arztes nötig macht, so wird andererseits gerade das Fehlen einer solchen äusseren Primärblutung bei der Verletzung eines grösseren Gefässes, und somit das Fehlen des Hauptsymptoms, nur gar zu oft zu bedauerlichen Irrtümern und Täuschungen in der Diagnose führen. Ja, man kann wohl, ohne zu übertreiben, behaupten, dass das Fehlen der äusseren 1. Blutung, weil dadurch leicht die Verletzung eines grösseren Gefässes übersehen wird, schwerere Gefahren für den späteren Verlauf der Wundheilung, als die vorhandene 1. Blutung, die nicht augenblicklich zum Verblutungstode führt, mit sich bringt. Also nicht nur wegen des sofortigen, schnellen und sicheren Eingreifens, welches übrigens, wie wir später sehen werden, nur in wenigen Fällen möglich oder nötig ist, sondern in weit höherem Grade wegen der traurigen Folgen, die eine bei fehlender äusserer 1. Blutung gestellte falsche Diagnose haben kann, ist es von allergrösster Wichtigkeit für den Kriegschirurgen, über jenen Punkt, die Frage nach der äusseren Primärblutung bei Verletzungen grösserer Gefässe, möglichst genau unterrichtet zu sein. Beide Gefahren, die der Verblutung und die der sorglosen Behandlung nach falsch gestellter Diagnose, zeigen die Bedeutung, die der Häufigkeit oder Seltenheit primärer Blutungen innewohnt.

Es gilt daher vor allem, zu untersuchen, ob es möglich ist, die Zahl der 1. Blutungen bei Gefässverletzungen annähernd festzustellen. Namentlich die älteren Autoren sprechen über die Frage der 1. Blutung ganz allgemein, und ich muss daher zunächst mein Thema auch weiter fassen und im Ganzen von allen Schussverletzungen des Körpers hier die verschiedenen Meinungen, die über jenen Punkt geherrscht haben und noch herrschen, darstellen und eingehender prüfen. Es wird sich dann ergeben, dass es meist gerade die Extremitäten sind, die nicht nur das zur Entscheidung unserer Aufgabe geeignetste, sondern auch zahlreichste Material liefern.

Die Erscheinung, dass Schusswunden nicht oder nur selten bluten, es sei denn, wie allerdings meist hinzugefügt wird, dass ein grosses Gefäss verletzt ist, spielt in fast allen Lehrbüchern der alten Chirurgen eine grosse Rolle. Und diese Erscheinung, dass, wie Pirogoff sich prägnanter ausdrückt, ein durch Schuss verletztes Gefäss nicht blutet, wäre ja auch zu grossartig. Darum finden wir auch in den ältesten Lehrbüchern diesen Punkt mehr oder weniger ausführlich schon behandelt. So spricht, ich greife hier einzelne Autoren aus der grossen Zahl, die alle hier aufzuführen ja nicht der Zweck dieser Arbeit sein kann, nur heraus, Oehmen davon, dass die Blutung bei Schusswunden „nicht gar sonderlich sei", Becker, dass die Schusswunden meistens wenig bluten, und Méhée von der Blutung, die im Augenblick der Verletzung nicht entsteht. Doch darf man nicht ausser Acht lassen, dass alle, offenbar in dem Bewusstsein, eine unerklärte, allen anatomischen und physikalischen Gesetzen eigentlich durchaus widersprechende, aber trotzdem oft beobachtete Thatsache anzuführen, alle Autoren sich, wenn ich so sagen darf, die eventuelle Rückzugslinie freilassen, indem sie bei Verletzungen der grossen Gefässe als unmittelbare Folge den Verblutungstod bezeichnen. Dass aber in damaliger Zeit allgemein an das Nichtbluten der Schusswunden geglaubt wurde, zeigen die Meinungen anderer Chirurgen, die zwar in gewissen Fällen das Fehlen der 1. Blutung auch nicht bezweifeln können, trotzdem aber gegen die weitverbreitete Anschauung anzukämpfen suchen, so Le Dran, der jenen Glauben als Irrtum bezeichnet, und Aclock, der ihn sogar für ganz widersinnig hält. Ravaton bezeichnet die 1. Blutungen, soweit ich die Litteratur habe durchforschen können, als Erster mit dem

Namen Haemorrhagiae primitivae, aber auch er meint, dass Blutung selbst aus grossen Gefässen sich einstellen kann nach einigen Stunden, wenn der Blutkreislauf in seiner früheren Stärke sich wieder eingestellt hat.

Da ich zunächst nur einen Ueberblick geben muss über die Ansichten der Chirurgen hinsichtlich der Häufigkeit der l. Blutungen und erst nachher die Gründe und die Folgen der Anwesenheit oder des Fehlens einer primären Blutung beleuchten will, so wende ich mich, nachdem die älteren Anschauungen über jenen Punkt hier erwähnt, nunmehr zu unserem Jahrhundert, in dem die Kriegschirurgie zugleich mit der allgemeinen Chirurgie einen so ausserordentlichen Aufschwung genommen und sich von dieser als selbständiger Zweig fast gelöst hat. Zu dieser Zeit entspann sich ein heftiger Kampf der Meinungen über die Frage der Blutung, der zu den eingehendsten und sorgsamsten Untersuchungen und Beobachtungen geführt hat. Dupuytren, der der Frage der Blutung bis in das Kleinste nachgeforscht und die einzelnen Vorgänge bei und nach einer Gefässverletzung genau untersucht hat, nachdem auch schon viele andere ausgezeichnete Chirurgen, ich nenne nur die Brüder Bell, Jones, Petit. Amussat, Velpeau und andere den Vorgängen bei Gefässverletzungen ihre Aufmerksamkeit geschenkt hatten. Dupuytren also giebt die Seltenheit der l. Blutungen nur bei Verletzungen der kleinen Gefässe zu, während er die Blutung bei grösseren für das Normale hält, wenn er auch eine Anzahl Fälle, die nicht primär geblutet haben, nicht leugnen kann.

Beck hält zwar die l. Blutungen bei Schusswunden für viel geringer, als man glauben sollte, doch ist dies bei den grossen Gefässstämmen nicht der Fall. Diese sind aber durch raschen Verblutungstod der ärztlichen Beobachtung grösstenteils entzogen. Beck meint, dass man bei der Durchsuchung eines Schlachtfeldes so manche Verletzung eines grossen Gefässes finden würde, bei der durch die Blutlache, in der der Verwundete gleichsam schwimmt, die Todesursache des Gefallenen unzweifelhaft gekennzeichnet würde. Auch die Verwundungen durch grobes Geschoss sind nach Beck's Erfahrungen im Anfang stets mit starker Blutung verbunden. Zerschmetterungen der Extremitäten durch Belagerungsgeschosse fand er immer, wenn die Hauptgefässe zerissen waren, mit Blutungen, oft bis zur vollständigen Anaemie, verknüpft.

Harald Schwartz meint auf Grund seiner Erfahrungen in den Feldzügen 1848, 49 und 50, dass Verletzungen der grösseren Gefässe verhältnismässig selten sind, daher auch 1. Blutungen nur selten vorkommen. Bei den Zerschmetterungen der Extremitäten durch grobes Geschoss jedoch stimmen seine Beobachtungen hinsichtlich der Häufigkeit der Primär-Blutungen vollkommen mit denen Beck's überein.

Nach Lohmeyers Ansicht bluten die meisten Schusswunden anfangs wenig und nie im Verhältnisse zu der Menge und Grösse der verletzten Gefässe. Wenn auch die Arterien überhaupt selten verletzt werden, so bluten doch selbst grössere durchrissene Arterien nicht primär. Lohmeyer weist auch auf die grosse Differenz hin, die seiner Ansicht nach zwischen Schusswunden einerseits und Schnitt-, Stich- und Hiebwunden andererseits besteht.

Völlige Trennungen der grössten Schlagadern führen nach Löffler zwar schnell zum Tode, dennoch verbluten sich nur wenig Verletzte auf dem Schlachtfelde. Selbst bei der Abreissung eines ganzen Gliedes erfolgt keine Verblutung. Löffler geht soweit, dass er sagt, der Arzt dürfe die übertriebene Angst der Verwundeten vor Verblutung nicht teilen, oder er habe seine physiologischen Studien umsonst gemacht.

Dies ist allerdings wohl zu weit gegangen, sagt doch auch Demme, dass die Primärblutungen im Italienischen Kriege mehr beobachtet worden sind, als früher. Er fand bei 200 anatomisch konstatierten Gefässverletzungen durch das französische Hohlgeschoss 20 mal, also 10 Prozent 1. Blutung, und bei 200 ebenfalls anatomisch konstatierten Gefässverletzungen durch österreichische Vollkugeln 8 mal, also 4 Prozent 1. Blutung.

Aus den Kabylenkriegen 1855—57 berichtet Bertherand, dass die Haemorrhagien selten waren, und glaubt den Grund dafür in der Kleinheit der Kabylenkugel und dem Umstande zu sehen, dass die Kabylen keine Kanonen hatten.

Auf die bedeutenderen 1. Haemorrhagien bei den Verletzungen durch französische Minié-Kugeln macht gleichwie

Demme auch Zechmeister aufmerksam, da jene den durch österreichische Vollkugeln veranlassten Verletzungen in einem Verhältniss von 5 : 2 gegenüberstanden, die Verletzung von grösseren Arterien wie 31 : 25.

Die über die Frage der Blutung so oft von einander abweichenden, ja sich häufig diametral gegenüberstehenden Meinungen treten bei Neudörfer und Pirogoff scharf hervor. Denn Ersterer meint, wenn auch jede grosse Arterie, von Projektil oder Knochensplitter ganz oder zum grössten Teile getrennt, zu einer tötlichen Blutung Veranlassung gebe, so habe doch der Krieg in Italien 1859 nur die alte Erfahrung bestätigt, dass bei Schussverletzungen fast niemals primäre Blutungen vorkommen. Neudörfer hat nicht einen einzigen Fall gesehen, dass auf dem Verbandplatz oder in der Ambulance eine durch ein Projektil veranlasste primäre Blutung zu stillen gewesen wäre. Andererseits weist er darauf hin, dass Ballingal, und auch Morand, soviel ich weiss, die Zahl der auf dem Schlachtfeld durch Verblutung Gestorbenen auf 75 Prozent angeben, und dass die alten Soldaten, die oft im Feuer gestanden haben, berichten, dass ein grosser Teil der auf dem Schlachtfeld Gebliebenen an Verblutung sterbe. Er selbst kann jedoch keine bestimmte Zahl hierfür angeben. Auf die Zahl der an Verblutung Dahingeschiedenen habe ich später noch einzugehen. hier will ich jedoch gleich darauf hinweisen, dass die Thatsache, welche Neudörfer konstatieren kann, noch nicht beweisend ist. Auf dem Verbandplatz und in der Ambulance braucht nämlich gar keine 1. Blutung vorgekommen zu sein, da eben die Primärblutungen sehr oft schon auf dem Schlachtfeld spontan stehen.

Hierauf verweist auch Pirogoff mit Recht. Er hat jedoch in schroffem Gegensatze zu Neudörfer fast alltäglich mehr oder minder bedeutende Blutungen aus frischen Schusswunden auf dem Verbandplatze gesehen (in Sebastopol) und auch die Spur der Krankentransporte auf den Strassen, sowie auch das Segeltuch an den Tragbahren beständig blutig gefunden. In keinem Falle jedoch war es dringend nötig, die Arterie zu unterbinden, man kam vielmehr mit einer leichten Tamponade, kalten Umschlägen und dem Compressiv-Verbande aus. Pirogoff meint, das Blut müsse wie bei der

Aderlasswunde nicht selten auch bei Schusswunden hervorquellen. Wenigstens erzählten auch die Verwundeten davon, von denen einige noch so viel Geistesgegenwart besässen, dass sie mit der Hand die Wunde schliessen oder das Glied mit einem Tuche umschnüren. Jedenfalls müsse man die Verwundeten besser ausfragen und man würde auch viel mehr von l. Blutungen hören. Hinsichtlich des letzteren Punktes ist jedoch, wie ich glaube, einige Vorsicht geboten, da man sicher viele, wenn auch unbewusste Übertreibungen, andererseits von den kurz nach der Verletzung von einer Ohnmacht Befallenen auch wiederum vielleicht nichts von der l. Blutung hören würde. Auf diesem Punkt hat schon Dupuytren aufmerksam gemacht, indem er sowohl die Angaben des Verwundeten wie auch der nächsten Kameraden desselben auf ihre Richtigkeit genau zu prüfen empfiehlt. Wichtig erscheint mir hauptsächlich Pirogoffs Angabe über die häufige l. Blutung, weil er bei den Belagerten sich befand, und daher auch die Verwundeten eher zu Gesicht bekam als der Arzt in der offenen Feldschlacht. Es scheint mir dies entschieden für die, eben oft nur nicht mehr zur Beobachtung gekommene, Häufigkeit der Primärblutungen zu sprechen, zumal da auch bei anderen Belagerungen in der belagerten Stadt oder Festung ähnliche Thatsachen bemerkt wurden. Pirogoff kann auf Grund seiner Erfahrungen es aussprechen, dass „niemand so dreist und ohne Weiteres behaupten dürfe", die l. Blutungen nach Schusswunden seien sehr selten. Andererseits hat Pirogoff jedoch sehr häufig bei Verwundungen durch grobes Geschoss die grössten Arterien (A. femoralis, axillaris) an ihrem Ursprunge samt dem Gliede abgerissen, oberhalb in einiger Entfernung von der Wunde sogar schwach pulsieren gesehen, und doch bluteten diese Gefässe nicht. Auf der Seite der Alliierten kamen, wie Guthrie angiebt, auf 100 Verletzungen 18 l. Blutungen. Es wäre dies, meine ich, eine ganz enorme Anzahl, wenn mit den 100 Verletzungen Schussverletzungen überhaupt und nicht Gefässverletzungen gemeint sind, im anderen Falle aber wären die 18 Prozent l. Blutungen entschieden nicht mehr als selten zu bezeichnen.

Hinwiederum sagt Nussbaum in seinen chirurgischen Briefen, dass Schusswunden nicht stark bluten, und auch

Stahmann berichtet aus dem Feldzuge 1866, dass ihm primäre Blutungen, welche Kunsthülfe erfordert, nicht vorgekommen sind, selbst nicht bei totaler Zerschmetterung des Oberschenkels und ebenfalls nicht bei einer Abreissung des Unterschenkels, beide Fälle durch grobes Geschoss hervorgerufen. Doch fügt er hinzu, dass dennoch 1. Blutungen vorgekommen sein mögen in den Fällen, in welchen sehr grosse Arterien (z. B. Aorta, Carotis) zerrissen worden, wenigstens hat er die Spuren bedeutender Blutungen bei einzelnen Leichen vorgefunden.

Das „schreiende Missverhältnis" zwischen den Schussverletzungen der grossen Arterien und den primären Blutungen wollen Büttner und Gleisberg nach ihren Erfahrungen im Jahre 1866 teilweise durch die Fälle von Verblutungstod auf dem Schlachtfelde erklären. Zwar glauben sie, dass Verblutung bei allen denen vorkommt, welchen durch grobes Geschoss ein ganzes Glied weggerissen wird, ohne jedoch auch in letzteren das öftere Ausbleiben der Blutung zu leugnen. Andererseits bluteten nach ihren Beobachtungen auch eröffnete grosse Gefässe nicht, jedenfalls ist ihnen keine 1. Blutung zu Gesicht gekommen. Häufig jedoch versicherten die Soldaten, dass erst das hervorquellende Blut sie auf ihre Verletzung aufmerksam gemacht hätte. Büttner und Gleisberg fassen ihre Ansicht dahin zusammen, dass jedenfalls seit dem Verdrängen der scharfen Handwaffe durch die Schusswaffe die Schlachten entschieden unblutiger, wenn auch nicht weniger mörderisch geworden sind.

Sehr wichtig erscheinen mir ferner die Beobachtungen Heines im letzten schleswig-holsteinischen Kriege, die sich zwar nicht auf ein sehr grosses, aber ausgezeichnetes Material stützen können, da gerade die geringere Zahl der Fälle eine ruhige Untersuchung, ausführlichere Notizen und öftere Sektionen erlaubte. Nach ihm gelangen bestehende Haemorrhagien verhältnismässig selten zur Kenntnis des Arztes, wie er auch keinen Fall von 1. Blutung auf dem Verbandplatz zu operieren hatte. Allerdings kann auch er dies nicht als den wirklichen, d. h. den Thatsachen in der Schlacht entsprechenden Sachverhalt ansehen, da man den Verblutungstod, der sicher nicht der kleinste Faktor ist, und ferner den häufigen Spontan-

stillstand der 1. Blutung schon auf dem Schlachtfelde nicht
in Betracht zieht. Nach den Zusammenstellungen aus offi-
ziösen preussischen Verlustlisten befinden sich unter 562 Fällen
von Schusswunden an der unteren Extremität 6 unmittelbare
Tötungen, die zwar so ziemlich ohne Ausnahme einer Verblutung zuzuschreiben sind, bei denen jedoch nur einmal diese
Todesursache ausdrücklich angegeben ist. Es wäre dies also
Verblutungstod in 1,07 Prozent aller Fälle, eine Zahl, die überraschend niedrig erscheint. Dagegen finden sich 7 Fälle von Abreissungen des Ober- resp. Unterschenkels, in denen keine
1. Blutung stattgefunden hat. Unter 12 Fällen von Arterienverletzungen an der unteren Extremität, die einen operativen
Eingriff nötig machten, bluteten 2 primär, 2 weder primär
noch sekundär, und 8 sekundär. Dies wäre also 1. Blutung
in 16,6 Prozent.

Ebenso wie Heine hält Porter die primären Haemorrhagien, besonders bei Gefässverletzungen der Extremitäten, für
selten: er selbst hat vor Sebastopol nur einen tötlichen Fall
von 1. Blutung gesehen bei einer Verletzung der Arteria
axillaris. Auch er sieht den Grund für jene merkwürdige
Thatsache des Nichtblutens in der Häufigkeit des Verblutungstodes auf dem Schlachtfelde, und beruft sich in diesem Punkt
auf Mott, der gleiche Erfahrungen gemacht hat. Hamilton
wiederum stimmt dem bei, dass als besondere Eigentümlich-
keit der Schusswunden im Verhältnis zur Zahl und Schwere
der Verletzungen profuse arterielle Blutung selten ist.

Im Gegensatz hierzu bezeichnet v. Bergmann die Annahme der Seltenheit primärer Haemorrhagie als irrig, indem
er meint, dass es mit diesem alten Glauben, wenigstens bei
den Verletzungen der Arteria subclavia und axillaris, nur in
wenigen Fällen seine Richtigkeit hat. vielmehr an erster Stelle
die profuse, stossweise, heftige und erschöpfende Blutung
selbst die Schwere der Verletzung signalisiert. In mindestens
zwei Drittel der von v. Bergmann tabellarisch zusammengestellten Fälle ist von einer bedeutenden primären Haemorrhagie die Rede.

Zu ähnlichen Ergebnissen gelangt Buengner in seiner
Arbeit über die Schussverletzungen der Arteria subclavia, infraclavicularis und axillaris, auf die später bei der Behandlung

der von mir zusammengestellten Fälle ich noch näher eingehen muss. In seinen Fällen ist bei 46 Prozent. also fast bei der Hälfte aller Verletzungen, 1. Blutung vorhanden gewesen.

Aufs Schärfste bekämpft auch v. Engelhardt in seiner „Casuistik der Verletzungen der Arteriae tibiales und der Arteria peronaea" die Meinung von der Seltenheit der primären Haemorrhagien. Da ich diese Arbeit bei der Beurteilung meiner Fälle noch einer eingehenden Würdigung unterziehen muss. beschränke ich mich darauf. festzustellen. dass v. Engelhardt's Casuistik in 17.5 Prozent 1. Blutungen aufzuweisen hat, ein zwar nur niedriger Prozentsatz. der aber. wie v. Engelhardt auch sehr richtig auseinandersetzt. in mehrfacher Beziehung einer Berichtigung bedarf.

Stromeyer wiederum spricht von der relativen Seltenheit der primären Haemorrhagien. dass sich weder viele Verwundete zu Tode bluten, noch heftige Blutungen überhaupt sehr häufig sind.

Ebenfalls konstatiert Schmidt unter 366 mit Arterienverletzung komplizierten Schussfracturen der Extremitäten nur 48 mal 1. Blutung. oder 13,1 Prozent und meint. dass das verletzte Gefäss im Augenblick der Verwundung garnicht oder nur unbedeutend blutet. Jedoch laufen bei obigen Zahlen zwei Fehler mit unter, die Schmidt auch selbst erkannt hat, dass nämlich sicher eine ganze Anzahl Fälle mitgerechnet sind, die nicht primär eröffnet sind, sondern erst später teils durch Arrosion, teils durch Knochensplitter, die also auch unmöglich primär bluten konnten. Die Prozentzahl würde sich also jedenfalls beträchtlich erhöhen.

Sehr genaue Forschungen über die Arterienverletzungen hat Lidell gemacht, und seine Schrift über die Gefässwunden bietet nicht nur ein reiches Material, sondern es sind auch die Beobachtungen dieses Chirurgen, die er in seinem Buche wiedergegeben hat, von weittragender Bedeutung. Gerade der Frage der 1. Blutung hat Lidell seine ganz besondere Aufmerksamkeit geschenkt. Er befragte direkt nach der Schlacht einmal 300 verletzte Soldaten, deren Wunden schwere Operationen erforderten, ein anderes Mal 800 nach der 1. Blutung; in beiden Fällen hatte keiner von allen viel von Blutung zu leiden gehabt. Ein drittes Mal sah er bei über 500 Ver-

wundeten nur einmal l. Blutung. In vier Schlachten sah er
keinen einzigen Fall von Haemorrhagie, der ärztlicher Hilfe
bedurfte. Zur Frage der Verblutung auf dem Schlachtfelde
untersuchte er 43 Tote in den Linien vor Petersburg, von
denen 23 am Schädel, 15 an der Brust und 5 am Bauch verwundet waren. Alle am Abdomen Verwundeten zeigten durch
ihr anämisches Aussehen, wozu ferner kam, dass ihre Kleidung und der Boden, auf dem sie lagen, grosse Mengen Blut
aufwiesen, unzweifelhaft, dass rapide Verblutung die Todesursache war. Das gleiche, ausser 2 oder 3 Fällen, war bei
den am Thorax Verletzten als sicher hinzustellen. Bei einigen
indessen war offenbar innere Blutung der Todesgrund gewesen,
da trotz deren anämischem Aussehen Kleidung und Boden
nur wenig Blut zeigten. Lidell nimmt daher an, dass allgemein äussere l. Blutung stattfindet, die bei den Verletzungen der grossen Körperhöhlen meist augenblicklich tötet.
Die primäre Haemorrhagie sei die wichtigste Ursache des
Todes in der Schlacht, und in diese Kategorie gehöre die
grosse Mehrzahl aller der Fälle, in denen ein kurzes „killed in
the battle“ uns den Grund des Todes nicht angiebt. Daher
kämen auch dem Kriegschirurgen meist nur Gefässläsionen
an den unteren Extremitäten zu Gesicht. Nach Lidell
kommen also primäre Blutungen selten zur Beobachtung, noch
seltener ist eine operative Behandlung, oder überhaupt Kunsthilfe nötig. Andererseits sterben nach seinen Untersuchungen
demnach ca. 40 Prozent am sofortigen Verblutungstode, wobei allerdings nur Verletzungen des Kopfes und Rumpfes in
Rechnung gestellt sind.

Eine fernere Mitteilung, die von Goldsmith stammt, ist
aus dem amerikanischen Rebellionskriege von Interesse. Goldsmith stellte sich nämlich, um die Zahl der l. Blutungen
kennen zu lernen, ganz nahe der Schlachtlinie auf. Er beobachtete nur einen Fall primärer Haemorrhagie. in welchem
ein Soldat, in den Nacken mit Verletzung der Carotis getroffen, an Blutung verstarb, ehe er ihn erreichen konnte.

Bevor ich auf den grossen Bericht aus dem amerikanischen
Rebellionskriege eingehe, führe ich der besseren Übersicht
halber erst noch einzelne Autoren an, die ihre Erfahrungen
aus dem Kriege 1870/71 gerade über jene Frage mitgeteilt

haben. So berichtet Burckhardt, dass er überrascht war
von der Heftigkeit primärer Blutungen. Von der Häufigkeit
der letzteren sich zu überzeugen, hat er genugsam Gelegenheit gehabt, und viele Soldaten gesehen, die im höchsten
Grade anämisch auf dem Verbandplatze ankamen. Es ist
meiner Ansicht nach hierbei wohl zu beachten, dass die 1. Blutung dieser Verwundeten offenbar schon spontan zum Stehen
gekommen war. In Übereinstimmung mit Burckhardt berichtet Fischer nach seinen Erfahrungen vor Metz, dass
alle Verwundeten, die sich aufmerksam beobachtet hatten,
von mehr oder weniger starken 1. Blutungen berichteten.
Wenn nun auch die Angaben der Verwundeten, worauf wir
schon oben hingewiesen, oft mit Vorsicht aufzunehmen sind,
so ist doch als Thatsache festzustellen, dass eine grosse Zahl
der Verwundeten sicher primär geblutet hat. Auch Socin
glaubt, dass die 1. Blutungen häufiger sind, als man gewöhnlich annimmt. In seinen Protokollen sind primäre Haemorrhagien bei vielen Wunden erwähnt. Auch er führt ferner
die Aussagen der Verletzten für die 1. Blutung an, wozu noch
kommt, dass viele auf dem Schlachtfeld den Verblutungstod
sterben. Wenn Socin jedoch sagt, dass nur diejenigen Verletzungen grösserer Arterien in ärztliche Behandlung kommen,
welche nicht primär bluten, so geht er sicher darin wohl zu
weit. Allerdings ist bei seinen 18 Fällen von sekundärer
Blutung nur einmal von primärer Haemorrhagie die Rede,
das wäre also in 5,5 Prozent. Auch von anderen Ärzten auf
den Verbandplätzen und in Feldlazarethen hat Socin im
Ganzen wenig von 1. Blutung gehört. Wie Socin ist auch
Beck nach seinen Erfahrungen im Kriege 1870.71 der Ansicht, dass die 1. Blutungen häufiger geworden sind als früher.

Viel weiter geht jedoch noch Fischer, der die Frage
der primären Haemorrhagie in seiner Kriegschirurgie sehr
eingehend behandelt. Nachdem er die Ansichten ein-
zelner Autoren erwähnt, so z. B. Gaehde, der bei
195 sekundären Blutungen nur 7 primäre, also 3,8 Prozent
konstatieren konnte, und diejenige Billroth's, der in Frankreich von einer 1. Blutung weder etwas gehört, noch eine
solche selbst beobachtet haben will, giebt er seiner Meinung
dahin Ausdruck, dass die Schusswunden ebenso oft und reich-

lich bluten, wie alle anderen Wunden. Schon in Schleswig-
Holstein ist es ihm aufgefallen, dass alle Verwundeten, die
auf die Verbandsplätze kamen, bluteten, oder auf Befragen
von mehr oder minder grossen Blutungen berichteten. Im
Jahre 1870 71 hat Fischer dann genaue Nachforschungen
gehalten. Unter 51 sekundären Blutungen, die er dort beobachtete, waren nur in 9 Fällen keine grösseren primären vorhanden gewesen, in 82,4 Prozent wurde dieselbe von den
Verwundeten genau und bestimmt angegeben. Auch hat er
stets die Krankentragen, die Wege, welche die Verwundeten
oder ihre Träger genommen, und die Kleidungsstücke der
verletzten Soldaten stark blutig gefunden. Ferner muss immer
die grosse Blässe der Verletzten auffallen. Allerdings kommt
ein grosser Teil der primären Haemorrhagien spontan zum
Stillstand, geblutet haben jedoch diese Verwundeten alle.
Nach seinen Schätzungen sterben über 50 Prozent der Gefallenen an Verblutung auf dem Schlachtfelde. Trotzdem
leugnet er nicht, dass in manchen Fällen Schussverletzungen
der Gefässe primär nicht geblutet haben, dennoch aber ist
und bleibt nach seiner Ansicht die 1. Blutung das wertvollste
Zeichen auch einer Gefässverletzung durch Schuss.

Eine grosse Anzahl Kriegschirurgen, die Wichtiges über
die primäre Haemorrhagie beobachtet und mitgeteilt haben,
ist von mir hier aufgeführt worden. Es kann natürlich nicht
meine Aufgabe sein, alle hier zu zitieren. Wenn ich jetzt
noch auf den amerikanischen Gesamtbericht, sowie den Sanitätsbericht von 1870 71 näher eingegangen bin, glaube ich
in grossen Zügen die bisherigen Meinungen und Beobachtungen
in der Frage der 1. Blutung dargelegt zu haben, so dass ein
Überblick und ein annähernd richtiger Schluss gezogen werden
kann.

Der amerikanische Gesamtbericht stellt als Resultat aller
Erfahrungen im Rebellionskriege fest, dass 1. Blutung in den
Grenzen einer möglichen Hülfe nicht häufig gewesen, sowie
dass ein hoher Prozentsatz der Getöteten an Verblutung gestorben ist. Von 485 durch Schuss sicher primär verletzten
Gefässen bluteten 110 primär nach aussen, also in 22,7 Prozent,
genau 22,68 Prozent, und zwar an der Oberextremität 145
mit 33 1. Blutungen, also 22,7 Prozent und an der Unter-

extremität 234 mit 51 1. Blutungen, also 21,8 Prozent. Ausserdem bluteten von den 485 primär verletzten Arterien noch 43 am 1. Tage, jedoch nicht unmittelbar nach der Verletzung. Will man diese 43 intermediären Blutungen noch als primäre betrachten, so erhält man 31,5 Prozent primäre Haemorrhagien.

Hinsichtlich des deutschen Sanitätsberichts über den Krieg 1870 71 kann ich mich hier kurz fassen, da ich im Folgenden ja die Gefässverletzungen während desselben eingehend behandeln werde. Über besonders starke 1. Blutungen hatte kein Berichterstatter etwas zu verzeichnen, doch hat sicher Primärblutung bei einer wenngleich mässigen Zahl von Verwundeten den Tod durch Verblutung schon auf dem Schlachtfelde herbeigeführt. Diese Gefahr ist aber, namentlich soweit die Gliedmassen in Betracht kommen, keine besonders grosse. Hier wird also, im Gegensatz zu Fischer, Lidell, Morand und anderen, der Verblutungstod als nicht allzu häufig angesehen.

Kurz zu erwähnen wäre noch Nimier, welcher aus dem Kriege in Tonkin und Formosa 1883 85 berichtet, dass nur 3 Beobachtungen einer tötlichen Blutung zu verzeichnen gewesen sind. Diese Seltenheit der 1. Blutungen, vollkommen richtig bei den Schusswunden der Gliedmassen, wird, seiner Ansicht nach, reichlich vermindert durch den häufigen Verblutungstod bei den Verletzungen der grossen Körperhöhlen.

Ich habe hiermit, wie ich hoffe, das einschlägige Material in der Hauptsache wiedergegeben. Soviel geht jedenfalls klar daraus hervor, dass die Frage der 1. Blutung trotzdem eine offene bleibt. Eine grosse Majorität für die relative Seltenheit der primären Haemorrhagie, eine kleine, aber gut gerüstete Minorität für die Häufigkeit derselben, da bleibt es schwer, sich ein richtiges Urteil zu bilden. Doch zunächst einige allgemeine Bemerkungen. Vor allem fällt auf, dass die Opposition gegen die Annahme von der Seltenheit primärer Haemorrhagien im Laufe der Zeit, in unserm Jahrhundert selbst von Jahrzehnt zu Jahrzehnt, immer mehr erstarkt ist und immer zahlreichere Vorkämpfer gefunden hat. Dies kann, wenn die Meinung der letzteren eine begründete ist, doch nur an zwei Gründen liegen. Denn entweder giebt die heutige Sorgfalt in der Beobachtung, insbesondere aber die genauen Forschungen

gerade in der Frage der I. Blutung, uns ein deutlicheres
Bild der Thatsachen, oder die Zahl der primären Hämor-
rhagien ist heutzutage in Wirklichkeit grösser ,als früher.
Der erste Punkt spricht nun wohl sicher mit: denn dass bei
dem heutigen Stande der Kriegschirurgie sich für die Behandlung und die Untersuchung der genannten Frage ganz
andere Hilfsmittel darbieten, als noch vor 100 Jahren und
früher dem Feldchirurgus zur Verfügung standen, ist wohl
klar. Allein die seltene Einmütigkeit, welche sich lange Zeit
bei der Beurteilung der Primär-Blutung zeigte und stets sich
gegen das häufige Auftreten derselben richtete, kann durch
obigen Grund keinesfalls ganz ihre Erklärung finden. Vielmehr müssen die I. Blutungen in unserem Jahrhundert thatsächlich zahlreicher geworden sein. Darin stimmt die grösste
Zahl der zitierten Autoren überein. Und der Grund liegt auch
nicht allzu fern. Die steigende Anzahl der Primär-Blutungen
hängt sicherlich mit der Gestaltveränderung zusammen, welche
die Geschosse in unserem Jahrhundert verschiedentlich er-
litten haben. Von dem Augenblick an, da aus der Kugel,
dem Prototyp eines Geschosses, die Spitzkugel und die
zylindro-konische Form der Projektile sich entwickelte, erfuhr
schon allein infolge der grösseren Perkussionskraft, abgesehen
noch von vielen anderen Umständen, die Anzahl der primären
Haemorrhagien eine Steigerung. Doch noch eines anderen
Umstandes müssen wir an dieser Stelle gedenken, welcher
allerdings mehr mit der näheren Erklärung der Seltenheit
primärer Blutungen zu thun hat, es ist die Frage des Verblutungstodes auf dem Schlachtfelde. H. Fischer hat genau
statistisch nachgewiesen, dass die Schlachten der Neuzeit,
was die Zahl der Gefallenen anbetrifft, unblutiger geworden
sind, und viele Autoren haben seiner Ansicht beigestimmt.
Dann müssten also in den früheren Schlachten mehr Soldaten
augenblicklich getötet sein. Da aber unbestritten die Verblutung eine der wichtigsten Ursachen des Schlachtentodes
ist, so müssen früher also mehr Menschen an Verblutung zu
Grunde gegangen sein. Die alten Chirurgen konnten daher
auch weniger I. Blutungen zu Gesicht bekommen haben.
Dieser Umstand mag wohl auch seine Wichtigkeit haben, aber
es ist doch zu bedenken, dass jene Kämpfe in viel höherem

Grade Nahkämpfe gewesen sind, als die heutigen, dass also auch die blanke Waffe viel öfter damals noch in Aktion getreten ist. Soviel ist immerhin sicher, dass die erwähnten Punkte dazu beigetragen haben, wenn wir heutzutage mehr von den primären Haemorrhagien wissen und auch zu sehen bekommen. Man kann daher wohl sagen, dass mit der Gestaltveränderung und grösseren Perkussionskraft der neueren Projektile unzertrennlich eine grössere Häufigkeit der 1. Blutungen verbunden war.

Ich habe nun 198 Fälle von Gefässschussverletzungen zusammengestellt, um weiteres Material für unsere Untersuchung zu sammeln und vielleicht die Zahl der Primär-Blutungen wenigstens annähernd zu bestimmen. Annähernd wird dies ja leider immer nur möglich sein, da viele Umstände, welche dabei von grosser Wichtigkeit sind, überhaupt nicht zur Beobachtung kommen werden. Ich ging zunächst von der Ansicht aus, dass eine Statistik aller möglicher, uns berichteter Fälle ein falsches Bild geben muss, da derartige Fälle wegen der einen oder der anderen Besonderheit unter Hunderten anderer schon aufgefallen sind, man also nicht den Durchschnittsfall, sondern nur eine Reihe besonders wichtiger, ausgesuchter, gewissermassen durchgesiebter Fälle, ich möchte fast sagen Raritäten, erhält. Dann können aber die Ergebnisse unmöglich der allgemeinen Wirklichkeit entsprechend ausfallen. Um es an einem Beispiele zu erläutern: Hätten wir 30 l. Blutungen festgestellt, so bliebe uns die Oberzahl unbekannt, denn wir wüssten nicht, unter wieviel, 100, 200 oder 500 Gefässverletzungen, eben 30 primäre Blutungen zu Stande gekommen sind. Um diesem Fehler zu entgehen, habe ich nur alle Gefässverletzungen aus dem Kriege 1870 71 zusammengestellt. Da es ausser Frage ist, dass unser Sanitätsbericht, gleichwie auch der vom amerikanischen Rebellionskriege, einer der grössten und am sorgfältigsten bearbeiteten Sammelberichte ist, die wir überhaupt besitzen, so sind auch alle Gefässverletzungen, die zur Behandlung gekommen sind, bei denen also der Verblutungstod auf dem Schlachtfelde nicht eingetreten ist, in ihm verzeichnet. Hier haben wir also die Oberzahl, d. h. die Gesamtzahl der Gefässschussverletzungen, und können nun die Prozentzahl der

2*

1. Blutungen bestimmen. Darum habe ich alle anderen Fälle
aus früheren Kriegen unberücksichtigt gelassen. Die Schussverletzungen gerade der Extremitäten habe ich gewählt, weil,
wie feststeht, sie ganz besonders und am häufigsten zur Beobachtung und Behandlung kommen, während bei den Wunden
der grossen Körperhöhlen die hohe Zahl der augenblicklich
Verbluteten uns einen sicheren Schluss nicht erlaubt; ferner
auch, weil das verletzte Gefäss an den Extremitäten leichter
zu diagnostizieren ist; und endlich, weil wegen ihrer Pluralität
– sie machen über zwei Drittel der überhaupt zur Behandlung
kommenden Verwundungen aus – sie für den Kriegschirurgen
diagnostisch und therapeutisch die allerwichtigsten sind.

Von obigen 498 Fällen waren bereits zusammengestellt
im Sanitätsbericht 153 sichere Gefässschussverletzungen, 345
weitere habe ich aus dem Speziellen Teil ausgezogen, und
zwar sind davon 126 sichere und 219 wahrscheinliche Gefässverletzungen. Da ich mich auf die Laesionen der Arterien
als wichtigsten Punkt hier beschränken muss, so fallen fort,
weil Venenverletzungen No. 52, 79, 257, 258 und 268, wo-
gegen ich No. 271 nicht aus der Kasuistik gestrichen habe,
da bei einer Zerschmetterung des linken Femur primäre
venöse Blutung zwar angegeben, aber die Vene nicht ge-
nannt ist, und da ferner bei einer so schweren Verletzung und
der oft sehr schwierigen Differentialdiagnose zwischen arterieller
und venöser Blutung bei Schusswunden jedenfalls die Laesion
einer grösseren Arterie als wahrscheinlich anzunehmen ist.
Es fallen also fort 5 Fälle mit einmaliger 1. Blutung, und
es bleiben daher 493, davon 152 + 122, mithin 274 sichere
und 219 wahrscheinliche Gefässverletzungen. Die Umstände
nun, welche eine Primär-Blutung verhindern können, wie
Retraction und Contraction der Arterienenden, die Dicke der
Weichteile und namentlich die Bildung des extra- und intra-
vasculären Thrombus sind von so vielen Autoren näher beschrieben und dargestellt worden, dass ich sie als allgemein
bekannt, hier nicht zu wiederholen brauche, und nur in
einzelnen Fällen den einen oder andern hervorheben werde.
Einige allgemeine Gesichtspunkte müssen jedoch vorher noch
näher beleuchtet werden. Der Satz: „Schusswunden bluten
selten primär" enthält zwei ganz verschiedene Behauptungen,

nämlich „Schussverletzungen der Gefässe sind selten" und
„Schussverletzungen der Gefässe bluten selten". Beide Sätze,
in einen verquickt, ergeben erst jene allgemeine Feststellung.
Sind die Gefässverletzungen nun wirklich selten? Diese Frage,
glaube ich, um das Resultat gleich vorweg zu nehmen, kann
man mit einem unbedingten Ja beantworten. Es ist vor
allem die Elastizität der Arterie, ihre zylindrische Form, die
meist lockere Einscheidung in Bindegewebe und infolge dessen
eine gewisse Beweglichkeit, die noch vermehrt wird durch die
in dem Gefässe rollende Flüssigkeit, alle diese Eigenschaften
sind es, die ein Ausweichen ermöglichen, ja der Kugel sogar
einen nicht zu unterschätzenden Widerstand entgegensetzen
können. Dies bedingungslos zugegeben, so spricht gegen die
Seltenheit der Gefässverletzung nur der häufige Verblutungstod auf dem Schlachtfelde, und zweitens der Umstand, dass
eine geringe Zahl der Gefässlaesionen überhaupt latent bleibt,
d. h. da keine nennenswerte Blutung stattfindet, überhaupt
nicht diagnostiziert wird. Hierauf macht Fischer und namentlich auch der deutsche Sanitätsbericht aufmerksam. Denn
Sektionen von Verwundeten, die infolge anderer Ursachen oder
Verletzungen gestorben waren, haben ergeben, dass eine
Arterie, z. B. die A. femoralis im Adduktorenkanal, verletzt
war, trotzdem sich weder Blutung noch andere Merkmale
einer Gefässverletzung gezeigt hatten. Es bleibt dabei meiner
Ansicht nach jedoch immer fraglich, ob jene Laesionen,
wenn die Betreffenden nur länger gelebt, nicht doch noch
vielleicht recht alarmierende Zeichen ihres Vorhandenseins hervorgerufen hätten. Im Gegensatz hierzu sind aber wiederum
Fälle berichtet und bestätigt, dass das Geschoss zwischen der
A. subclavia und dem Plexus brachialis hindurch gegangen
ist, ohne das Gefäss zu verletzen, ja es ist sogar ein Fall
verzeichnet, in welchem die Kugel zwischen A. und V. femoralis
eingebettet lag, ohne auch nur eins dieser Gefässe verletzt
zu haben. Soviel ist jedenfalls sicher, dass die Seltenheit der
Schussverletzung grösserer Gefässe nicht bestritten werden
kann. Dafür spricht auch die ganze kriegschirurgische
Litteratur. Denn als Einziger giebt Demme, allerdings bei
den schwereren, d. h. bei den zum Tode oder zur Amputation
führenden Wunden, sehr hohe Prozentsätze an, nämlich bei

den Verletzungen durch österreichische Vollkugeln 25 Prozent,
bei denjenigen durch französische Hohlprojektile sogar 31 Prozent Gefässlaesionen. In schroffem Gegensatz hierzu berichtet
das Circular No. 6 (Americain war) von nur 44 auf 87822
Verwundungen, also nur 0,05 Prozent: Longmore von der
englischen Armee in der Krim 15 auf 4434, mithin 0,3 Prozent:
Pirogoff im russisch-türkischen Kriege 68 auf 32953, demnach 0,2 Prozent; Löffler aus dem 2. schleswig-holsteinischen
Kriege an der oberen Extremität 1,6 Prozent (und zwar Oberarm allein 2,8 Prozent); Stromeyer aus der Schlacht bei
Langensalza 26 auf 765, also 3 Prozent. Fischer, dem wir
diese Zusammenstellung verdanken, taxiert die Gefässverletzungen nach oberflächlicher Schätzung aus den Berichten
im Kriege 1870/71 gleichfalls auf 3 Prozent und glaubt, dass
dieser Prozentsatz der Wirklichkeit am nächsten kommen
werde, aber in den einzelnen Schlachten in weiten Grenzen
schwanken könne. Das Verhältnis von 3 Prozent wird man
also im Durchschnitt annehmen müssen, vielleicht ist es, wenn
man an den öfteren Verblutungstod und die manchmal vorhandene Latenz der Gefässwunden sich erinnert, auch noch
um ein Geringes höher einzuschätzen, etwa 4—5 Prozent.
Immerhin geht aus allem hervor, dass Gefässverletzungen bei
Schusswunden entschieden als ein seltenes Ereignis betrachtet
werden müssen.

Ganz anders allerdings steht es mit dem zweiten Teil obiger
Behauptung. „Gefässschussverletzungen bluten nicht", das
wäre wahrlich eine, um mit Pirogoff zu sprechen, gross-
artige, ja fast unerklärbare Thatsache! Bevor wir jedoch
näher hierauf eingehen, heisst es noch den Begriff „Gefässverletzung" näher zu bestimmen. Ein Gefäss kann natürlich
nur primär bluten, wenn es nicht nur primär verletzt, sondern
auch primär eröffnet ist. Sehen wir von dem Umstand ganz
ab, dass das Projektil oder ein Knochensplitter die Öffnung in
der Arterienwand selbst ausfüllt, also nicht bluten kann, so
treten noch Fälle ein, in denen das Gefäss primär verletzt,
nämlich nur kontundiert ist, und an der Stelle der Contusion
erst secundaer durch Demarkation und Necrose, eine Öffnung
in der Arterienwand entsteht. Viele Autoren, z. B. Heine,
berichten solche Fälle als nachweislich vorhanden. Klebs

jedoch hat bei seinen Untersuchungen verletzter Arterien nichts derartiges zu Gesicht bekommen und zweifelt daher überhaupt an der Existenz solcher Verletzungen. Immerhin findet sich in der Litteratur ein ziemlich zahlreiches einschlägiges Material, so dass man jene Laesionen doch nicht ganz ableugnen kann. Doch werden sie nur in ganz geringer Zahl thatsächlich sich ereignen. Zählt man diese Fälle in unserer Statistik daher mit, so würde dies den ersten Fehler ausmachen, der das spätere Resultat als ein falsches erscheinen lassen müsste.

In viel zahlreicheren Fällen jedoch wird das Gefäss erst durch starke Eiterung, Jauchung, Pyaemie arrodiert und secundär eröffnet. Auch alle diese Fälle müssen also ausgeschieden werden.

Ein dritter Fehler jedoch, und wohl der häufigste, auf welchen v. Engelhardt mit vollem Recht hingewiesen hat, ist aber die Späteröffnung einer Arterie durch Knochensplitter. Wenn man bedenkt, dass zwei Drittel aller Gefässläsionen, wie wir später noch nachweisen werden, mit Schussfracturen kompliziert sind, und dass zahllose Beispiele beweisen, wie durch die mannigfachsten Veranlassungen, z. B. durch den Transport des Verletzten, durch jähe Bewegungen, durch das Aufstehen vom Lager, und was sonst noch alles die Ursache sein mag, nach sehr langer Zeit noch, oft noch nach Jahren schwere Verletzungen und Eröffnungen von Gefässen durch Knochensplitter zu plötzlichem Tode führen können, so wird man nicht übertreiben, wenn man als ein Charakteristikum der Gefässläsionen mit Schussfracturen gerade die Secundär-Eröffnung bezeichnet. Es ist gar nicht zu bezweifeln, dass eine grosse Zahl der Spätblutungen auf diese Art der Späteröffnung einer Arterie zurückzuführen ist. Wir müssen darum dafür sorgen, alle diese Fälle aus unserer Kasuistik fernzuhalten. Dies ist aber erklärlicher Weise leichter gesagt als gethan, so dass man es kaum gänzlich wird vermeiden können, den einen oder andern derartigen Fall unbewussterweise dennoch mitzurechnen. In keinem einzigen Falle vor allen Dingen ist zu ermitteln, ob die Gefässverletzung und natürlich auch Eröffnung sofort durch das Projektil oder durch Knochensplitter im Augenblick der Verwundung gesetzt ist, oder ob sie erst beim Hinstürzen, Niederbrechen u. s. w., zu Stande gekommen ist. Dieser Fehler kann wohl allerdings ruhig übersehen werden, da es meiner Ansicht nach für die Primär-Blutung vollständig gleichgültig ist und keinen irgendwie nennenswerten Unterschied macht. Unsere volle Aufmerksamkeit aber müssen wir den oben genannten Späteröffnungen widmen, da sie das Endergebnis vermöge ihrer grösseren Anzahl in hohem Grade beeinflussen werden. Damit soll nun durchaus nicht gesagt sein, dass in allen den Fällen, in welchen die Angaben lauten: „Arterie partiell durch Knochensplitter verletzt", die betreffenden Gefässe sekundär eröffnet sein müssen. Immerhin muss der Verdacht stets dadurch erregt werden.

Während mithin die zuerst erwähnten Gründe der Sekundär-Eröffnung, nämlich Ulceration oder Arrosion der Gefässwand infolge von Pyaemie, Jauchung, Eiterung oder den verschiedenen Arten der Gangraen, in den Wundverhältnissen selbst, oder besser gesagt in Krankheitsprozessen zu suchen sind, liegt bei dem zuletzt aufgeführten Grunde eine äussere Veranlassung oder Einwirkung vor, welche den Knochensplitter in die Arterie treibt. Folgen von Sekundäröffnungen sind aber meist auch diejenigen Blutungen, welche gleichzeitig mit oder einige Zeit nach operativen Eingriffen, wie Incisionen, Kugel- oder Splitterextraktionen und namentlich Resectionen erfolgen, und welche die ersten während des ganzen Wundverlaufes sind. Es handelt sich hier meist nicht, wie v. Engelhardt treffend bemerkt, um eine Aufeinanderfolge in der Zeit, sondern um einen Kausalzusammenhang zwischen dem betreffenden Eingriff und der nachfolgenden Blutung, indem bei jener Gelegenheit die Gefässwunde überhaupt erst geschaffen worden ist. Das Hauptkontingent derartiger Verletzungen wird sich erklärlicher Weise bei den Schussfrakturen finden. Wir haben demnach nunmehr konstatiert, dass ein Gefäss erstens durch lokale Krankheitsprozesse der Wunde, und zweitens mittelbar oder unmittelbar durch äussere Einwirkungen oder operative Eingriffe sekundär eröffnet werden kann. Darum habe ich zunächst, um ein den thatsächlichen Verhältnissen entsprechendes Resultat zu erhalten, alle die Fälle ausser Berechnung gelassen, in welchen mit ziemlicher

Sicherheit pyaemische Blutung angenommen werden konnte.
Dagegen habe ich alle Gefässläsionen, bei denen pyaemische
Blutung nicht aus den Berichten herzuleiten war, aufgenommen, darunter auch einige, welche eine Entscheidung
über den fraglichen Punkt der Pyaemie nicht zuliessen, die
ich jedoch durch die Hinzufügung „Eiterung", „starke Eiterung" u. s. w. besonders gekennzeichnet habe.

Ferner sind alle die Fälle ferngeblieben, in welchen nach
vorhergegangenen operativen Eingriffen Blutungen, und zwar
die ersten während des ganzen Wundverlaufes, sich einstellten.
Jedoch konnten nicht die eventuellen Späteröffnungen durch
Knochensplitter ausgeschieden werden. Da dies eben einfach unmöglich ist, so habe ich dafür alle diese zweifelhaften Fälle in
einer Gruppe zusammengefasst, weil unter ihnen die grosse Zahl
der nicht zu verwendenden Sekundär-Eröffnungen durch
Knochensplitter oder durch Necrose nach Contusion der Gefässwand, sowie die etwa unentdeckt gebliebenen pyaemischen
Blutungen enthalten sein müssen. Alle diese finden sich
jedesmal unter Nr. 3 meiner Kasuistik bei den betreffenden
Gefässen angeführt. Die Nr. 1. und 2. sind jedoch, vielleicht
etwa 10 Fälle abgerechnet, auf welche ich später noch
zurückkommen muss, sichere primäre Gefäss-Verletzungen
und Gefäss-Eröffnungen durch Schuss. Und zwar finden sich
unter Nr. 1. die im Allgemeinen Teil des Sanitätsberichtes
zusammengestellten, unter Nr. 2. die von mir aus dem
Speziellen Teil gesammelten Gefässläsionen. Als sichere
Arterienverletzungen habe ich analog dem Sanitätsbericht
alle die Fälle aufgeführt, in welchen entweder die Laesion
selbst oder stärkere 1. Blutung ausdrücklich erwähnt ist,
ferner diejenigen, in denen die Primärligatur ausgeführt wurde,
oder bald nach der Verletzung ein Aneurysma entstand.

Wenn auch nicht alles ausgeschlossen werden konnte,
was vielleicht primär nicht eröffnet ist, so ist doch eine
scharfe Auswahl getroffen, die zusammen mit dem Umstande,
dass wir die etwa sich einschleichenden Fehler ja kennen,
ein möglichst einwandfreies Resultat erwarten lässt. Im
Allgemeinen ist ferner zu bemerken, dass die Verletzungen
der A. axillaris mit aufgenommen sind. Sollten einige von
ihnen nicht mehr zu dem speziellen Teil der Extremitäten-

verletzungen gehören, so macht dies doch keinen grossen
Unterschied, da ja eine genaue Auswahl bei diesen Verwundungen unmöglich erscheint.

Ehe wir nun zu den Ergebnissen unserer Kasuistik
kommen, ist es angebracht, die Gefahr des Verblutungstodes
eingehender darzulegen und abzuschätzen.

Trotzdem es keine Frage ist, dass, zieht man alle
Beobachtungen, Berichte und Zusammenstellungen in Betracht, sicherlich zwischen 40—50 Prozent aller Gefallenen
auf dem Schlachtfeld an Verblutung zu Grunde gehen, so
entspricht dieses Resultat bei den Schussverletzungen der
Extremitäten doch in keiner Weise den bestehenden Verhältnissen. Vielmehr muss man bei den Schusswunden der
Gliedmassen die Gefahr der Verblutung als eine geradezu
absolut geringe bezeichnen. Lidell hat bei seinen Feststellungen keinen Todesfall in Folge Verblutung bei Wunden
der Gliedmassen zu verzeichnen. Genaue Aufklärung verdanken wir in dieser Hinsicht dem Deutschen Sanitätsbericht
1870/71. Denn nach annähernden Aufzeichnungen — dass
dieselben das Richtige treffen, beweisen auch die Angaben
Fischers über die tötlichen Verwundungen der einzelnen
Körperteile — starben auf dem Schlachtfeld an der Oberextremität Verwundete 0.8 Prozent, an der Unterextremität
1.8 Prozent aller Gefallenen. Diese können nun entweder
an Shok bei Abreissung ganzer Gliedmassen durch schweres
Geschoss u. s. w., oder durch Blutung zu Grunde gegangen
sein. Wenn wir nun auch annehmen, dass alle auf dem
Schlachtfeld in Folge derartiger Wunden Gebliebenen an
Verblutung gestorben seien, so sind dies doch von 100 Gefallenen nur 2,6 Mann. Nach dem Sanitätsbericht wären
dies also in der Schlacht bei Gravelotte 82, Vionville 65,
Wörth 41, Sedan 36 und Spicheren 22 Mann gewesen. In
Wirklichkeit sind diese Zahlen natürlich noch kleiner, da
eine gewisse, wenn auch geringe Anzahl an Shok zu Grunde
gegangen sein wird. Ganz ähnlich verhält es sich im zweiten
schleswig-holsteinschen Kriege, in welchem nach Löfflers
Angaben 15 in Folge Verletzung der Gliedmassen auf dem
Schlachtfeld augenblicklich starben, mithin 3,5 Prozent aller
Gefallenen; darunter waren 7 durch Gewehrschüsse in den

Oberschenkel verwundet, 2 Mann durch Granate bezw. Kartätsche in die Schulter geschossen, 1mal ein Bein, 4mal beide Beine abgerissen. Diese letzten 4 sind jedenfalls an Shok zu Grunde gegangen. Allerdings war dies ein Belagerungskrieg, und 1870 71 sind also wohl Wunden durch grobes Geschoss nicht ganz so häufig gewesen. Vergleicht man die Verlustlisten beider Kriege, so fielen 1864 Preussen mit Wunden an der oberen Extremität 0,5 Prozent, an der unteren Extremität 3,35 Prozent; das ergiebt mit der Statistik von 1870 71 einen Durchschnitt von 0,6 Prozent und 2,6 Prozent. Diese Zahlen sind so überraschend gering, dass man sie deswegen fast anzweifeln möchte. Das beweisen sie aber sicherlich, dass die Anzahl der an sofortigem Verblutungstod Gestorbenen bei den an den Gliedmassen Verletzten eine absolut geringe ist.

Weitere Beachtung ist noch dem Umstande zu schenken, dass Gefässläsionen, ohne überhaupt Symptome zu machen, heilen können. Dass derartiges vorkommt, habe ich schon oben berichtet. Der Sanitätsbericht 1870 71, sowie auch Fischer nehmen darauf Bezug, und manche andere Autoren haben Gleiches beobachtet, so z. B. Heine, der einen Fall anführt, in welchem die Arteria femoralis durch Gewehrschuss vollständig zerrissen war, und doch weder primär noch später eine Blutung eintrat. Allzu häufig immerhin werden diese Vorkommnisse nicht sein, so dass trotz der Unmöglichkeit, sie mit zu rechnen, sie das Resultat nicht wesentlich beeinflussen dürften. Gleichwohl ist es doch wichtig, auch diese Erscheinung nicht ganz unerwähnt zu lassen.

Als letzten Punkt müssen wir noch anführen, dass in Wirklichkeit die Primäre Blutung nur selten beobachtet wird, wohl verstanden beobachtet, d. h. von dem Arzte gesehen wird. Wie wir noch später werden feststellen können, hört nämlich die 1. Blutung in sehr vielen Fällen spontan auf, und damit ist erklärt, dass bei der Arbeitslast, die auf dem Verbandsplatz zu bewältigen ist, sowie bei der allgemeinen Unruhe, der primären Haemorrhagie nicht weiter nachgeforscht wird. Die Gründe des Spontanstillstandes der Blutung sind ja allgemein bekannt und in fast allen Kriegschirurgien näher auseinandergesetzt. Es genügt daher wohl,

wenn ich sie nur kurz hier anführe. Vor allem ist es die
Gerinnung des Faserstoffes im Blut und damit die Thrombusbildung, und zwar entweder nur extravasculär, oder extra-
und intravasculär, welch' letztere Art Petit als le clou be-
zeichnete. Hinzu kommt die anatomische Beschaffenheit
des Wundkanales, nämlich dessen verschiebbare Wände, seine
Länge, d. h. also die Dicke der Weichteile, und endlich seine
Rauhigkeit. Hierher ist ferner zu rechnen die Contraction
und Retraction der Gefässenden, die passive Behinderung der
Circulation durch den wachsenden Widerstand der Gewebe,
deren Spannung durch das extravasierte Blut so lange zu-
nimmt, bis sie dem intraarteriellen Blutdruck gleichkommt,
und die aktive Behinderung der Circulation durch Herab-
setzung der Triebkraft des Herzens, zumeist von einer Ohnmacht begleitet. So spricht Lidell von der extensibility
and elasticity und der contractility and retractibility der
Arterie. Die Hauptsache bleibt natürlich immer die Coagulation des Blutes mit folgender Thrombusbildung, alle andern
angeführten Punkte sind nur Mittel zum Zweck, die für sich
allein nicht immer den Spontanstillstand bewirken können.

Nachdem nunmehr alle in Betracht kommenden Gesichtspunkte erledigt sind, komme ich zu den Resultaten meiner
Zusammenstellung. Nach welchen Grundsätzen ich bei der
Auswahl der Fälle verfahren bin, ist früher bereits auseinandergesetzt. Hinzuzufügen wäre nur noch, dass ich auch
die in deutschen Lazarethen wegen Gefässverletzungen der
Gliedmassen behandelten Franzosen in die Kasuistik mit ein-
gereiht habe, da diese Fälle ein schätzbares Mehr an Material
bieten. Ich habe jedoch, damit eine eventuelle Ausmuste-
rung möglich wäre, die Bezeichnung „Franzose" in der
Rubrik der Verletzungsart eingefügt.

In der ersten Rubrik habe ich nun die Art des Geschosses, ob grobes Geschoss oder Gewehrprojektil, soweit
es sich konstatieren liess, festgestellt. In der zweiten findet
sich im Allgemeinen die Bezeichnung der Verletzung, ob
Fleischschuss oder Schussfractur, wobei gleich bemerkt sein
mag, dass die Bezeichnung Schussfractur hier in weiterem
Sinne für „Knochenverletzung" gebraucht ist. Zwar wird
eine einfache Knochenstreifung lange nicht die starke

Splitterung hervorbringen, wie eine Fractur, und somit auch
die Gefässe nicht in so hohem Grade gefährden, aber im
Gegensatz zu den Weichteilschüssen bieten beide. Knochenverletzung und Knochenfractur so viel Gemeinsames, dass
man sie wohl, wie geschehen, in Eins zusammenfassen kann,
zumal in der grossen Mehrzahl der Fälle eine genaue Spezialisirung überhaupt nicht möglich ist. Man müsste ja
dann für die reinen Lochschüsse der Epiphysen ebenfalls
eine besondere Klasse einfügen.

In der dritten Rubrik folgt weiter die genauere Beschreibung der Verletzung; in der vierten das verletzte Gefäss,
soweit es in den Berichten angegeben, oder das wahrscheinlich verletzte Gefäss; in der fünften ferner die Art der Gefässverletzung. Diese Spalte muss notwendiger Weise die spärlichsten Notizen enthalten, da in nur sehr wenigen Fällen
Genaueres darüber angegeben ist. Soweit von den Gefässen
berichtet wird, dass sie „zerrissen", „durchschossen", „zerstört" waren, ist Totallaesion als wahrscheinlich angenommen,
ebenso natürlich bei den Abreissungen oder fast völligen Abreissungen ganzer Glieder. In der sechsten Rubrik ist die
Angabe über die primäre Haemorrhagie, in der siebenten die
Behandlung derselben oder eventueller Spontanstillstand enthalten. Die achte führt die Spätblutung und die traumatischen
Aneurysmen auf, die neunte deren Behandlung, die zehnte
den Ausgang des Falles, ob Heilung oder Tod mit Todesursache, die elfte sonstige wichtige Bemerkungen und endlich
die zwölfte den betreffenden Band des Sanitätsberichtes, sowie die Nummer, unter welcher der Fall beschrieben ist.
Name und Schlacht ist nicht erwähnt, da dieser Umstand bei
der genau angegebenen Quelle nicht wesentlich war, jedoch
glaubte ich, die Mitteilungen über die 2. Blutung, sowie über
den Ausgang der Verletzung, ob geheilt oder tot samt Todesursache, nicht so ohne Weiteres übergehen zu dürfen, da sie in
manchen Fällen bemerkenswerte Fingerzeige ergeben können.
Da es ferner von grosser Wichtigkeit ist, für die einzelnen
Resultate einen vergleichenden Massstab zu besitzen, so ziehe
ich jedesmal noch Buengner und v. Engelhardt an, von denen
ersterer die Verletzungen der aa. subclavia, infraclavicularis
und axillaris, letzterer die der aa. tibiales und peronaea zu-

sammengestellt hat. Eigentlich gehören ja die Laesionen der a. subclavia nicht mehr in unser Thema hinein, doch zeigen sie Verhältnisse, die so ungemein ähnlich den unsrigen sind, dass sie auch ähnliche Resultate liefern müssten.

Mit primärer Haemorrhagie bezeichne ich die Blutung, die im Augenblicke der Verletzung erfolgt, und zwar nach aussen an die Körperoberfläche. Die innere 1. Blutung habe ich besonders als solche bezeichnet. Die Haemorrhagien, welche einige Stunden nach der Verletzung, z. B. am Abend des 1. Tages, am 2. oder 3. Tage erfolgen, sind keinesfalls primäre Blutungen in meinem Sinne. Primär sind sie zwar, denn eine andere Blutung ist nicht vorhergegangen, aber die Natur hat gerade in einem solchen Falle zunächst die Haemorrhagie verhindert, entweder durch die ihr zu Gebote stehenden obengenannten Hilfsmittel im Ganzen oder durch einzelne derselben, wie den Thrombus oder die Verlegung des Schusskanales. Also ist thatsächlich im Moment der Verwundung keine Blutung zu Stande gekommen, vielmehr wird erst später durch den Transport, übereifrige Untersuchungen und Sondierungen oder andere Umstände, wie starke Hustenstösse, heftiges Drängen beim Stuhlgang u. s. w., ein neuer Insult auf die Wunde ausgeübt, und es entsteht eine Haemorrhagie, die man als primäre im eigentlichen Sinne nicht auffassen kann. Wir wollen daher diese Blutungen nach dem Beispiele vieler Autoren, namentlich amerikanischer, als intermediaere bezeichnen.

Von unseren 493 Gefässverletzungen der Extremitäten durch Schuss sind sichere Primäreröffnungen 274, während von den übrigen 219 ein Teil zwar auch zu dieser Kategorie gehören mögen, der grössere Teil jedoch wohl Späteröffnungen darstellen. Diese letzteren 219 lassen sich deshalb nur in sehr beschränktem Masse verwerten. Die Partiallaesionen, welche durch Knochensplitter, und diejenigen, bei denen es zweifelhaft ist, ob sie durch das Geschoss oder durch Knochensplitter verursacht sind, nämlich No. 58, 80, 133, 282, 363, 417, 433 und 220, 225, 252. 260, also zusammen 11, finden sich in der Kasuistik unter den sicheren primären Gefässlaesionen. Sollten einige davon sekundär eröffnet sein, so wird dies bei ihrer geringen Zahl keinen grossen Einfluss auf das

Ergebnis haben. und man kann sie ja auch. da man den
etwaigen Fehler kennt. in Abzug bringen. Im Ganzen sind
113 primäre äussere Haemorrhagien verzeichnet. In Fall 130.
und 141. ist angegeben: „1. Blutung bei den ersten Verbänden",
in Fall 84. ausser primärer innerer Blutung: „äussere Blutung
am 1. Tag". und in Fall 267.: „heftige arterielle Blutungen
in den ersten Tagen." Diese 4 Blutungen gehören mithin
nach obigen Ausführungen zu den intermediaeren. Es kommen
also 113 1. Blutungen auf 274 sichere Gefässeröffnungen. oder
41.3 Prozent. Zieht man die erwähnten unsicheren 11 Partiallaesionen noch ab. sogar 43 Prozent. Auf alle 493 Fälle aber
berechnet. ergeben sich 22.9 Prozent. ein Resultat. das aus
den schon genannten Gründen absolut unrichtig sein muss.
das jedoch immerhin durchaus nicht für die Seltenheit sprechen
würde. da 22.9 Prozent. also fast 23 Prozent. eine ganz statt-
liche Anzahl 1. Blutungen bedeuten. Zu jenen 43 Prozent der
primären Haemorrhagien bei den sicheren Primäreröffnungen
der Gefässe kommt ferner noch. was nicht zu vergessen. die
Zahl der auf dem Schlachtfelde an Verblutung Gestorbenen.
die wenn auch eine geringe, doch hinzugerechnet werden
muss. Dem Prozentsatz nach zu den Gefässverletzungen überhaupt lässt sich diese nicht bestimmen. Jedenfalls ist es aber
mit der Seltenheit der 1. Blutungen in unseren Fällen wahrlich nichts! Denn fast die Hälfte aller hat primär geblutet.

. Bedenkt man noch dazu. dass eben viele 1. Blutungen
nicht beobachtet werden können, und die Verletzten selten
darüber ausgeforscht werden, so wird die Zahl der primären
Haemorrhagien als ganz erheblich bezeichnet werden müssen.
zumal da die latent. d. h. ohne jede Blutung, verlaufenden
Arterienläsionen nur ganz vereinzelt sich ereignen werden.
Scheiden wir nun bei den von Buengner beschriebenen Fällen
diejenigen aus, in welchen das Gefäss teils durch Morti-
fikation nach vorhergegangener Quetschung durch das Projektil.
teils durch Arrosion der Arterienwand in Folge jauchiger
Eiterung und Gangrän erst sekundär eröffnet, ferner die
beiden Fälle. in denen die Verletzung durch Schrotschuss zu
Stande gekommen ist. so bleiben uns 39 Fälle. Unter diesen
ist bei einem die 1. Blutung ausdrücklich verneint. in 19
fehlt eine nähere Angabe über genanntem Punkt und 18 mal

ist primäre Haemorrhagie verzeichnet, und zwar 4mal geringe
und 14mal heftige. In 46 Prozent aller Fälle ist mithin
1. Blutung vorhanden gewesen, davon in 36 Prozent (35,9)
heftige. Dabei lasse ich einen Fall, in welchem „am 1. Tage"
eine heftige Haemorrhagie, und einen zweiten, in dem „in
den ersten Tagen" Blutungen sich einstellten, als inter-
mediaer ganz unberücksichtigt. Es ist also eine fast völlige
Uebereinstimmung zwischen Buengners und meinem Resultate
als bemerkenswert hervorzuheben. Klarer Weise muss jedoch
des ersteren Prozentzahl sich höher erweisen, da so grosse
Gefässe wie die A. subclavia und axillaris häufiger primär
bluten müssen, als alle Arterien der Extremitäten, grosse und
kleine, im Durchnitt genommen. Auch werden erstere ohne
Frage viel häufiger den Verblutungstod auf dem Schlachtfelde zur Folge haben. Hierfür spricht zugleich v. Berg-
manns Zusammenstellung, die bei den Verletzungen der a.
subclavia in ⅔ aller Fälle primäre Haemorrhagie aufweist.
In seiner Kasuistik der Verletzungen der aa. tibiales und
peronaea führt v. Engelhardt allerdings bei den
Schussverletzungen nur 17,5 Prozent 1. Blutungen auf,
wobei die sicher sekundär eröffneten Gefässe bereits nicht
mitgerechnet sind. Dass dies ein völlig unrichtiges Resultat sein muss, darauf weisst v. Engelhardt selber
hin, indem er die Fehler erörtert, die in jener Rechnung
enthalten sein werden. Wenn man die letzteren nun aus-
merzt und die nicht mit Sicherheit primär eröffneten Gefässe
aus den Tabellen streicht, so erhält man 91 Fälle mit 42
1. Blutungen oder 46,1 Prozent. Doch ist in 6 weiteren
dieser 91 Verletzungen der Gefässe noch kurweg „Blutung"
angegeben, bei denen es also dahingestellt bleiben muss, ob
primäre Blutung vorliegt. Es fanden demnach Buengner
46 Prozent, v. Engelhardt 46,1 Prozent und ich 43 Prozent
1. Blutungen. Buengners Zahlen werden, bei Verletzungen
so grosser Arterien, in Wirklichkeit noch viel höhere sein,
während meine Fälle, da auch die Arterien geringen Kalibers,
wie die der Hand und des Fusses mit einbegriffen sind,
weniger 1. Blutungen notwendiger Weise ergeben müssen.
Sicherlich ist die primäre Haemorrhagie bei Gefässschussverletzungen auch der Extremitäten ungefähr in der Hälfte

aller Fälle vorhanden, und sie würde sich bei genauer
Beobachtung und eingehender Ausforschung der Verwundeten
vielleicht sogar in ⅘ aller Fälle konstatieren lassen. Fischer
hat sie z. B., wie schon erwähnt, durch eindringliches Befragen der Verletzten in 82,4 Prozent feststellen können,
worunter wahrscheinlich ⅔ Verwundungen der Extremitäten
waren, da doch von allen zur Behandlung gelangenden Verletzungen reichlich ⅔, im Kriege 1870/71 68.7 Prozent, den
Gliedmassen angehören. Unbedingte Thatsache ist also, dass
alle Schusswunden der Extremitäten, die mit Läsionen
grösserer Gefässe verbunden sind, in mindestens der Hälfte,
vielleicht sogar in ⅘ aller Fälle auch primär bluten. Es ist
hierbei selbstverständlich nur von grösseren Gefässen die
Rede. Denn bei jeder Schussverletzung zerstört das Projektil
eine ganze Anzahl kleiner und kleinster Arterien, und doch
tritt, wie alle Welt weiss, keine Blutung ein. Dies liegt
natürlich daran, dass bei den Gefässen geringen Kalibers
alle die Umstände, welche bei einer Läsion eines grösseren
Gefässes die Haemorrhagie unter sonst günstigen Verhältnissen verhindern können, dann in bedeutend erhöhtem Masse
wirksam sind, und ferner der Charakter der Schussver-
wundung als einer mehr oder weniger ausgesprochenen
Quetschwunde gerade bei den kleinen und kleinsten Arterien
am allerstärksten zur Geltung kommt. Dass der letztere
Punkt auch bei grösseren Gefässen nicht völlig seine Bedeutung verliert, wird nicht zu bezweifeln sein, wenn man
die wesentlich anderen Verhältnisse bei Quetsch- und Schnittwunden sich vor Augen führt. Daher leitet sich auch der so
oft betonte Vergleich der Schussverletzungen mit den Wunden,
die der Ecraseur bewirkt, mit Leichtigkeit her. Man muss
genannten Umstand mithin immerhin nicht ganz ausser Acht
lassen. Die absolute Mehrzahl der äusseren l. Blutungen in
seinen Gruppen der Schnitt- (bezw. Hieb-) und Stichwunden
gegenüber den Schusswunden sucht v. Engelhardt damit
zu erklären, dass die ersteren als die eigentlichen Repräsen-
tanten der Friedensverletzungen nur früher in Behandlung
kommen, somit auch bessere Beobachtungsreihen und grössere
Zahlen beobachteter l. Blutungen liefern können und auch
geliefert haben. Dies ist ja wohl unbedingt richtig, als

völlige Erklärung kann es allerdings kaum ausreichen, denn die Zahl der in der Kriegslitteratur sich findenden Fälle, in welchen trotz Schussverletzung eines grösseren Gefässes primäre Blutung nicht eingetreten, ist zu gross, um sich so ohne Weiteres abthun zu lassen.

Als wesentlicher Faktor muss eben ausser all' den, schon oft genannten, die Blutung nach aussen behindernden Umständen auch die besondere Art der Schussverletzung, als den Quetschwunden sich annähernd, jedenfalls bezeichnet werden, ohne darum der v. Engelhardt'schen Erklärung etwas an Bedeutung nehmen zu wollen. Macht er doch auf die bekannte Thatsache aufmerksam, dass während der Strassenkämpfe in Paris im Juli 1830 relativ häufiger l. Blutungen von den Ärzten gesehen wurden, als nach offenen Feldschlachten, weil die Verwundeten sofort in den Hospitälern Aufnahme finden konnten. Ferner kommen unter Belagerten dem Arzte viel häufiger primäre Haemorrhagien zu Gesicht als im feindlichen Belagerungsheere. Ich erinnere nur an Pirogoff, der in dem belagerten Sebastopol alltäglich l. Blutungen gesehen hat, während nach Guthrie auf der Seite der Alliierten nur 18 primäre Haemorrhagien auf 100 Verwundete kommen. Auch bei Buengner lässt sich die Bedeutung jener Erklärung statistisch nachweisen, denn bei ihm habe ich gefunden unter 32 Kriegsverletzungen 8 mal starke und 3 mal geringe l. Blutungen, also 34,5 Prozent, unter 7 Friedensschussverletzungen 6 mal starke und 1 mal geringe, mithin 100 Prozent. Nach diesem überraschenden Resultat kann man wohl sagen, dass die Verletzungen der aa. subclavia und axillaris fast in allen Fällen primär bluten müssen, und muss anerkennen, dass die Schusswunden des Friedens aus obigen Gründen häufiger primäre Haemorrhagien uns vor Augen führen.

Ganz anders steht es jedoch um die Schwere der Gefahr, welche die l. Blutung mit sich bringt. Haben wir schon feststellen können, dass der Verblutungstod bei den Gefässschussverletzungen an den Extremitäten ein seltener ist, so können wir nunmehr, um es gleich vorauszunehmen, konstatieren, dass die Primärblutung in der Mehrzahl der Fälle keines operativen Eingriffs bedarf und auch ohne jede weniger eingreifende Kunsthilfe sehr oft spontan zum Stillstand kommt. In meinen

113 Fällen von primärer Haemorrhagie wurden ausgeführt
10 Primär-Amputationen, 4 Primär-Exartikulationen und 29 mal
Primär-Ligaturen. Zu bemerken ist hierbei jedoch, dass zu
den 14 Operationen nicht immer die Blutung die Indikation
gewesen sein wird, sondern in einigen Fällen höchst wahrscheinlich die ganze Schwere der Verletzung überhaupt. Dies
geht schon daraus hervor, dass sämmtliche Primärexartiku-
lationen und die Hälfte der Primäramputationen infolge Zerschmetterung durch Granatschuss ausgeführt werden mussten.
Doch selbst wenn wir hierauf weiter keine Rücksicht nehmen,
ist ein operatives Eingreifen nur in 38,5 Prozent aller Fälle
erforderlich gewesen. Als sonstige Kunsthilfe zur Blutstillung
kamen ferner in Anwendung: das Feldtourniquet 2 mal,
Tamponade mit Charpie, Eisenchlorid, oder einfacher Druck-
verband 12 mal; 2 mal stand die Haemorrhagie spontan auf
Druck, 6 mal ist Spontanstillstand ausdrücklich erwähnt. Da
nun diejenigen Fälle, in welchen nichts über eventuelle Kunsthilfe verzeichnet steht, wohl so ziemlich alle spontan zum
Stillstand gekommen sind, so findet sich mithin in 16 Fällen
oder in 14 Prozent Kunsthilfe ohne operativen Eingriff, in
den noch übrigen 47,5 Prozent aber, also fast bei der Hälfte,
stand die Blutung spontan. Da nun von den 38,5 Prozent,
welche Operationen erforderten, einige Fälle, wie schon erwähnt, jedenfalls auszuscheiden wären bei genauerer Untersuchung und eingehenderen Angaben, und ferner die 14 Prozent
mit nicht operativer Kunsthilfe wohl kaum zur Verblutung
geführt hätten, so erhellt daraus, dass die 1. Blutung bei den
Verletzungen der Extremitäten eine verhältnismässig geringe
Gefahr in sich birgt, was ja allerdings schon aus der kleinen
Zahl der am Verblutungstode zu Grunde Gegangenen hervor-
gehen müsste.

Die Gründe und Ursachen, welche den Spontanstillstand
bewirken, sind bereits kurz erwähnt, und es sei hier nur besonders auf den wichtigen Einfluss der Ohnmacht hingewiesen,
welche als Folge der Anaemie mit der Verlangsamung der
Zirkulation der Stagnation des Blutes und somit der Thrombusbildung günstige Vorbedingungen schafft. Zahlreiche Verwundete erzählen, dass sie, aus einer Ohnmacht erwacht, erst
an Kleidern und Boden bemerkt hätten, welche Mengen

Blutes sie verloren. Dass dieses Moment, die Ohnmacht bald
nach der Verwundung, meist sich nicht in den Berichten der
einzelnen Fälle findet, ist ja leicht erklärlich. Von unseren
Fällen geben nur 4 (55, 128, 129 und 398) jenen Umstand
ausdrücklich an, während 7 (39, 203, 204, 274, 276, 286 und
360) durch die Angaben über höchste Anämie u. s. w. darauf
hindeuten. Bei sehr vielen anderen ist sicher die Ohnmacht
gleichfalls zu verzeichnen gewesen. Dass jedoch diese nicht
in allen Fällen zum Stillstand der Blutung führt, beweisen
zwei Fälle v. Engelhardts, in welchen trotzdem die Haemorrhagie fortbestand. Doch darf jener Punkt immerhin auf
eine nicht zu unterschätzende Bedeutung für den Spontanstillstand der Blutung Anspruch machen. Das beweisen auch
die von H. Schmidt zusammengestellten primären Blutungen,
in deren Mehrzahl die eingetretene Ohnmacht ausdrücklich
berichtet ist. Von 48 primären Haemorrhagien standen nach
Schmidt 26 spontan, also 54,1 Prozent, 15 mal wurde die
Primärligatur und 1 mal die primäre Resektion ausgeführt,
also operativ behandelt in 33,3 Prozent, und in 6 Fällen führte
Kompression zum Ziele, demnach in 12,6 Prozent. Es sind
dies mithin den meinigen sehr ähnliche Resultate. Unter den
durch v. Engelhardt mitgeteilten 42 1. Blutungen erforderten
16, also 38 Prozent, die Primärligatur und 8 nicht operative
Kunsthilfe; es wurden nämlich 1 durch Tourniquet, durch
Tamponade u. s. w. 5 und 2 nur durch Eisumschläge gestillt,
also zusammen 19 Prozent. Als spontan zum Stillstand gekommen sind nur 2 ausdrücklich angegeben, doch haben auch
hier wohl fast alle übrigen spontan aufgehört, das wären also
43 Prozent. Wiederum herrscht also eine fast genaue Uebereinstimmung zwischen v. Engelhardts und meinen Ergebnissen, nämlich 43 Prozent und 47,5 Prozent spontan stehende
und 38 Prozent und 38,5 Prozent einen operativen Eingriff
erfordernde primäre Haemorrhagien. Es stehen demnach die
von mir berechneten Prozentzahlen des Spontanstillstandes,
sowie der nicht operativen Kunsthilfe fast genau in der Mitte
zwischen denen Schmidts und v. Engelhardts, nämlich
47,5 Prozent zwischen 54,1 Prozent und 43 Prozent, ferner
14 Prozent zwischen 12,6 Prozent und 19 Prozent, während
allerdings bei den operativen Eingriffen v. Engelhardts

und meine Zahlen etwas höher sind, als diejenigen Schmidts, nämlich 38 Prozent und 38,5 Prozent gegen 33,3 Prozent. Doch ist dies ja kein grosser Unterschied, und ich glaube daher aus obigen Vergleichen den Schluss ziehen zu können, dass meine Resultate der Wirklichkeit so ziemlich entsprechen.

Um noch kurz Buengner zu erwähnen, so stand nach seiner Kasuistik in 18 Fällen 13 mal die Blutung spontan, also in 72,2 Prozent, und zwar ging 4 mal dem Zessieren derselben Ohnmacht voraus. 2 mal wurde direkte Kompression und ebenfalls 2 mal ein Charpieverband angewandt, demnach machten 22,3 Prozent nicht operative Kunsthilfe erforderlich. In einem Falle trat sofort der Verblutungstod ein, hier wäre also ein operativer Eingriff notwendig gewesen, demnach in 5,5 Prozent. Hierbei muss aber bedacht werden, dass bei den verletzten Gefässen der Buengner'schen Kasuistik mit Sicherheit eine sehr grosse Zahl an sofortiger Verblutung stirbt, und meist nur die spontan zum Stillstand gekommenen Blutungen zur Beobachtung gelangen. Es kann daher die Zahl 72,2 Prozent nicht den thatsächlichen Verhältnissen entsprechen. Wenn man sich jedoch daran erinnert, dass überhaupt eine grosse Anzahl der primären Haemorrhagien dem Arzte nicht zu Gesicht kommt, weil gerade Spontanstillstand eingetreten ist, und bedenkt, dass in manchen Fällen eine Primärligatur auch prophylaktisch ausgeführt sein mag, so kann man als bewiesen ansehen, dass die 1. Blutungen in mindestens 40 Prozent bis 50 Prozent, wahrscheinlich jedoch noch in höherer Anzahl, spontan zum Stehen kommen, und dass ca. 30—40 Prozent einen operativen Eingriff, wie Amputation, Exartikulation und Ligatur, erfordert haben.

Einige Bemerkungen seien hier über die innere 1. Blutung eingeschaltet. Unter primärer Haemorrhagie wird allgemein einzig und allein diejenige nach aussen verstanden. Die innere 1. Blutung ist selbstverständlich ebenfalls von grosser Wichtigkeit, besonders bei Verletzungen der grossen Körperhöhlen, denn diese bieten Raum genug für eine die Verblutung bedingende Blutmenge. An den Extremitäten sind es hauptsächlich die Schulter, zum Teil der Oberschenkel und die Wade, welche für eine innere 1. Blutung prädestiniert erscheinen. In unserer Kasuistik finden sich 12 derartige Fälle, von welchen 2, nämlich 82 (Oberarm) und 270 (Oberschenkel) gleichzeitig primär nach aussen geblutet haben, ferner 2 an der Schulter (4, 16), 3 am Oberarm (54, 64, 84), 3 am Oberschenkel (243, 275. 279) und 2 an der Wade (428, 429). Je mächtiger die Weichteilschicht, welche die Arterie bedeckt, und je lockerer die das Gefäss umgebenden Gewebe, desto leichter wird sich eine innere 1. Blutung einstellen. Eine genauere Untersuchung aller dabei in Frage kommenden Umstände, insbesondere auch der Aneurysma-Bildung, gehört jedoch nicht hierher, da sie als ein gesondertes Thema zu betrachten ist.

Dagegen müssen wir auf die completen und partiellen Verletzungen der Gefässe durch Schuss hier näher eingehen. Ich habe, wenn es in den Berichten von der Arterie hiess: „zerrissen", „zerschossen", „zerstört", eine Totalläsion als wahrscheinlich angenommen. Das ergiebt mit denjenigen Fällen, welche in den Berichten ausdrücklich als complete Gefässverletzungen bezeichnet sind, im Ganzen 70 Fälle, in denen 12mal 1. Blutung sich eingestellt hat, also 19,1 Prozent. Es ist jedoch zu beachten, dass darunter 30 Totalläsionen durch Granatschuss (Abreissung ganzer Gliedmaassen u. s. w.) mit 5 primären Haemorrhagien oder 16,6 Prozent sich befinden. Zieht man diese 30 ab, so erhält man nunmehr 17,5 Prozent 1. Blutungen bei den completen Gefässverletzungen. Von den 10 sicheren Partialläsionen durch Kugel wird nur eine einzige primäre Haemorrhagie, also 10 Prozent berichtet, wenn man die vielleicht secundär partiell eröffneten Gefässe nicht mitrechnet. Es liegt mir vollständig fern, aus diesen Zahlen irgend welche Schlüsse ziehen zu wollen. Denn abgesehen davon, dass die Konstatierung einer Total- oder Partialläsion meist unmöglich und daher das Material viel zu gering ist, um sich darauf beziehen zu können, sprechen für mich dabei noch andere, wesentlichere Gründe mit, die ich weiter unten erörtern werde.

Buengner fand bei 13 Totalläsionen 5 mal, mithin 38,5 Prozent, und bei 14 Partialläsionen, von denen 6 durch Knochensplitter verursacht waren, 10mal 1. Blutungen, oder 71 Prozent. In einem der zuletzt erwähnten 6 Fälle konnte noch dazu überhaupt keine primäre Haemorrhagie zu Stande

kommen. weil im Moment der Verletzung das Arterienlumen
durch Knochensplitter obturiert wurde. Ferner berichtet
noch v. Engelhardt von 10 completen Verletzungen mit
5mal l. Blutung, demnach 50 Prozent. und von 14 partiellen
mit nur einer l. Blutung, also 7 Prozent.

Aus diesen Angaben geht schon hervor, dass in diesem
Punkte erhebliche Meinungsverschiedenheiten bestehen. Vor
allem muss jedenfalls bei der Entscheidung dieser Frage
wiederum der Faktor berücksichtigt werden, dass die Wundverhältnisse einer Schussverletzung sehr günstige Bedingungen für die Sekundäreröffnung eines Gefässes bieten.
Die Späteröffnungen aber werden überwiegend Partialläsionen
sein. In v. Engelhardt's und meiner Kasuistik findet sich
kein Fall von completer Sekundäreröffnung eines Gefässes.
und auch sonst habe ich in der Litteratur nichts derartiges
konstatieren können. Stellt man nun diesen Faktor nicht in
Rechnung. so muss die direkte Folge der obigen Thatsache
sein, dass die completen Verletzungen eine grössere Zahl von
l. Blutungen aufweisen als die partiellen. da von letzteren
ja eine grosse Zahl, als sekundär eröffnet. nicht bluten kann.
Aber auch meine Zusammenstellung. die doch nur 10 ganz
sichere primäre Partial-Eröffnungen von Gefässen durch die
Kugel umfasst, weist bei ihnen nur einmal l. Blutung auf.
Ist dies nun für die Seltenheit der primären Haemorrhagien
bei solchen Läsionen beweisend? Ich glaube wohl kaum.
denn diese Zahlen sind viel zu klein. um sichere Schlüsse zu
gestatten. Leider wird es ja auch nicht möglich sein, bei
den meisten Schussverletzungen des Krieges, die doch immer
das Hauptkontingent solcher Kasuistiken zu stellen haben.
eine Primär-Eröffnung mit Sicherheit festzustellen. Als
weiterer, und meiner Ansicht nach wesentlichster Punkt,
kommt jedoch in Frage, in welcher Art ein Gefäss partiell
verletzt ist. Denn es ist klar, dass ein Längsriss oder die
blosse Durchstechung einer Arterienwand durch einen kleinen
Knochensplitter ganz anders bei der Frage der l. Blutung
eingeschätzt werden muss, als die quere Durchtrennung fast
der ganzen Peripherie der Gefässwand bis auf ein schmales
Bändchen. Ich meine daher, dass man den Wunsch Pirogoffs, der eine genaue statistische Erkundung jener Frage für

erstrebenswert hält, nicht so allgemein wird erfüllen können. Denn Partialläsion und Partialläsion bedeutet unter Umständen für ein grösseres Gefäss keinen geringen Unterschied. Der eigentliche Grundtypus einer Gefässverletzung ist doch die quere Durchtrennung der Arterie durch das Projektil ohne Aufhebung der Continuität des Gefässes. Diese Läsionen sind aber nun bei weitem nicht unter einander gleichwertig. Es kann fast die ganze Peripherie der Arterien quer durchtrennt sein, so dass nur ein schmales Bändchen als Bindestück übrig bleibt. In diesem Falle ist es sehr fraglich, ob das Blut auch nur zum Teile seinen früheren Weg in dem verletzten Rohre weiter einschlägt. Ganz anders schon, falls die halbe Peripherie nur durchtrennt ist; in diesem Falle verfolgt sicherlich ein Teil des Blutes, und zwar kein ganz geringer, seine Bahn weiter fort. Umfasst die Verletzung jedoch weniger als die halbe Peripherie des Gefässes, so ist wohl nicht zu bestreiten, dass auch der grössere Teil des Blutes in der Arterie seinen ursprünglichen Weg durch das Gefässrohr nimmt. Dazu käme als neue Art der Längsriss, der mehr oder weniger schräge Riss, dann die Verletzung durch Knochensplitter, sei es Stich, Riss oder Schnitt, die wiederum einen grösseren oder geringeren Defekt in der Wand setzen können.

Kurzum, alle diese Verletzungsarten weisen ihre Besonderheiten auf, die namentlich in Hinsicht auf die 1. Blutung von grosser Wichtigkeit sind. Aber alle sind Partialläsionen! Um nur einen Unterschied hervorzuheben, so ist klar, dass wegen der Retraction der verletzten Arterie die Gefahr der primären Haemorrhagie mit jedem Bruchteil eines Millimeters wächst, um den ein Längsriss sich dem Schrägriss und der Schrägriss sich dem Querriss nähert. Ich meine daher, dass man wohl schlechthin von einer Partialläsion sprechen kann im Gegensatz zu der Totalläsion, dass aber eine Gegenüberstellung beider hinsichtlich der ersten Blutung sich nicht durchführen lässt, weil man nicht zwei in sich geschlossene Klassen gegen einander ausspielt, sondern eine gegen eine Summe von mehreren anderen. Das eigentlich Typische, man möchte sagen das Charakteristikum, der Totalläsionen ist doch, dass durch Contraction und Retraction der Arterienenden ein thrombotischer Verschluss erleichtert wird. Bei manchen Arten der Partialläsion ist aber ein Thrombus oder eine gleich wichtige Verklebung der Wundränder durch den Faserstoff des Blutes wahrscheinlich viel schneller und sicherer, wie z. B. bei Stichen durch Knochensplitter, bewirkt, als es gewöhnlich bei complet durchtrennten Arterien mit der Thrombusbildung zu geschehen pflegt. Bei einer anderen Art der Partialläsion, den Längsrissen, ist die Contraction und Retraction ohne Bedeutung, ja vielleicht eher noch als günstiges Moment, besonders die Contraction, aufzufassen. Aus all diesen Umständen glaube ich also den Schluss ziehen zu müssen, dass man man bei einem Vergleiche der Total- und Partialläsionen schlechtweg in der Frage der 1. Blutung niemals zu einem befriedigenden Resultate wird gelangen können. Die Litteratur scheint dies auch zu bestätigen, da sich oft ganz entgegengesetzte Ergebnisse unvermittelt und schroff in den sonst so beweisenden Zahlen gegenüberstehen, man vergleiche nur die Resultate Buengners und v. Engelhardts. Will man die Partialläsionen im Gegensatz zu den Totalläsionen eingehend behandeln, so muss man meiner Ansicht nach spezialisieren und jede einzelne Art der partiellen Gefässverletzungen gesondert betrachten, wie es ja von vielen Autoren in eingehendster Weise geschehen ist. Nur so kann sich zeigen, wie mannigfach die einzelnen Arten überhaupt und wie verschieden sie auch hinsichtlich der 1. Blutung zu beurteilen sind. Man wird also die Totalläsionen nur mit einer Art der Partialläsion, und wiederum eine Art der Partialläsion mit einer andern Art der Partialläsion in Parallele zu stellen haben, will man richtige Ergebnisse erhalten.

Seine Meinung, dass der Prozentsatz primärer Haemorrhagien bei den komplet durchtrennten Arterien ein weitaus bedeutenderer sei, als bei den Partialläsionen, sucht v. Engelhardt durch zwei Umstände noch näher zu begründen. Dem Blute steht, seiner Ansicht nach, zur Durchdringung der verletzten Gewebe die Kraft des vollen ungeteilten Blutstrahles nur bei der Totaldurchtrennung zur Verfügung und ferner schafft das mit Hinterlassung einer Totalläsion einer Arterie vorgedrungene Projektil zugleich, dank der grösseren Spurweite seiner Bahn, dem Blute freie Passage durch die in weiterem Umfange zerstörten Weichteile; entgegen den mit

stechenden oder schneidenden Flächen verwundenden Friedens-
werkzeugen. Letzterer Punkt hat meiner Meinung nach, und
ich glaube auch, dass ihn v. Engelhardt hier nur in diesem
Sinne anführt, nur im Gegensatz zu den Friedensverletzungen
(Schnitt, Hieb und Stich) Bedeutung. Denn die Kugel, welche
ein Gefäss partiell verletzt, stellt für das austretende Blut
genau die gleiche günstige oder ungünstige Bahn her, die
es dem complet Verletzten bereitet. Ist doch auch meist der
Schusskanal schon im Augenblicke nach der Verletzung überhaupt kein eigentlicher, jedenfalls aber kein gangbarer Kanal
mehr. Denn teils durch die Contraction der einzelnen, in
verschiedenen Richtungen verlaufenden Muskeln, teils durch
Bewegungen des Verletzten, durch das Niederstürzen im
Augenblicke der Verwundung, ja schon durch das blosse
Zurückkehren in die Ruhelage, wenn die Extremität sich
gerade in aktiver Stellung, wie z. B. im Anschlag u. s. w.,
befand, kommt infolge Verschiebung der Muskulatur eine
Verlegung des Wundkanals zu Stande. Wesentlicher ist unzweifelhaft der zweite, durch v. Engelhardt erwähnte Umstand. Allerdings kommt die Einwirkung des Blutstrahles
und seiner Kraft meist nur bei kurzen Schusskanälen hervor-
ragend in Betracht, bei grösserer Dicke und Mächtigkeit der
über der verletzten Arterie gelagerten Weichteile aber wird
sie durch die schon erwähnte Unwegsamkeit des Schusskanals,
wenn auch nicht immer aufgehoben, so doch stark abge-
schwächt. Ganz ausser Erwägung lässt hierbei v. Engelhardt jedoch den einen wichtigen Punkt, nämlich die Contraction und Retraction der Arterienenden, die, wie wir gesehen, bei den Partialläsionen nicht in Aktion treten können.
Dieser Gegengrund wiegt meiner Ansicht nach die beiden
zur Erklärung der häufigeren 1. Blutungen aus complet verletzten Gefässen erwähnten Umstände mehr wie auf. Viel
eher kann man, um darauf zurückzukommen, die Erklärung
jener auffallenden Erscheinung in der Häufigkeit, um nicht
zu sagen Ausschliesslichkeit suchen, mit welcher die Späteröffnungen der Gefässe gerade bei den Partialläsionen zu
finden sind. Aber trotzdem ich alle Fehler bei der Feststellung der primär eröffneten partiell verletzten Arterien
vermieden zu haben glaube, findet sich in meinen 10 sicheren

Fällen auch nur 1mal 1. Blutung. Dennoch getraue ich mich nicht, bei der Kleinheit der in Frage kommenden Zahlen, daraus irgend welche Schlüsse zu ziehen. Buengners Ansicht, dass eine primäre Haemorrhagie nach incompleter Arterienverletzung fast nie vermisst wird, nach completer aber in der Mehrzahl der Fälle eintritt, scheint mir doch, was die Partielläsionen anbetrifft, nach v. Engelhardt's und meinen Feststellungen etwas zu weitgehend.

Allerdings ist zu berücksichtigen, dass bei den Schussverletzungen der a. subclavia und a. axillaris das Blut nur einen sehr kurzen Schusskanal zu passieren hat und also auch die Vorbedingungen für die 1. Blutung die denkbar günstigsten sind. Dies müsste jedoch gerade den Totalläsionen in Bezug auf die Häufigkeit der 1. Blutung wegen der grösseren Kraft des Blutstrahles zu Gute kommen. Jedenfalls haben aber die Art des Gefässes, seine anatomische Lagerung und ferner die schon früher erwähnten, die Primärblutung begünstigenden oder behindernden Umstände in jedem Falle das entscheidende Wort zu sprechen.

Im Uebrigen ist eben jede besondere Art der Partialläsionen entweder mehr oder weniger ihrer Eigenthümlichkeit nach für die 1. Blutung ein günstiger oder ungünstiger Faktor. So ist es eine bekannte Thatsache, und fast alle Autoren stimmen darin überein, dass die queren Durchtrennungen der Gefässe bis auf ein schmales Bindestück die gefährlichsten 1. Blutungen hervorrufen. Ich komme also nochmals darauf zurück, dass man die verschiedenen Arten der Partialläsion, jede einzeln, mit den Totalläsionen in Parallele stellen muss, um unanfechtbare Resultate zu erhalten. Man darf also nicht behaupten: Die partiellen Gefässverletzungen durch Schuss bluten häufiger oder seltener als die completen, sondern muss sagen: diese oder jene Art der Partialläsion blutet häufiger oder seltener als die Totalläsionen. Es kann nicht unsere Aufgabe sein, die letztere Frage hier noch weiter auszuspinnen. Es muss vielmehr genügen, auf den wichtigsten Punkt, die Spezialisirung der Partialläsionen hier aufmerksam gemacht zu haben.

Die vorher erwähnte Häufigkeit der Partialläsionen, bei denen die Arterie sekundär durch Knochensplitter eröffnet

ist, lenkt die Aufmerksamkeit auf das Verhältnis der Frakturschüsse zu den reinen Weichteilschüssen. Unter Knochen-
fraktur habe ich in meiner Zusammenstellung aus bereits
oben dargelegten Gründen überhaupt ganz allgemein jede
Knochenverletzung verstanden, da eben die Verletzung des
Knochens, sei sie nun welcher Art immer, das Wesentliche
des Unterschiedes zwischen jenen beiden Verletzungsarten
ausmacht. Wenn man bedenkt, dass ein Geschoss so viel an
Kraft im Körper abgeben, als es beim Verlassen desselben
an Geschwindigkeit verloren hat, und wenn man sich die
bekannten trichterförmigen Schusskanäle vor Augen stellt,
so wird man die grossartigen Zerstörungen ermessen können,
die das Projektil im Knochen gerade in der Zone der meisten
Verwundungen anrichtet, indem es eine um so grössere Kraft
abgiebt, je mehr Bruchteile einer Sekunde es, durch den
Knochen in seiner Flugkraft geschwächt, im Körper verweilt.
Jeder Frakturschuss muss daher wegen seiner grösseren Seitenwirkung, um mit Kocher zu sprechen, sowie auch wegen der
mehr oder minder zahlreichen, in die umgebenden Weichteile
versprengten Knochensplitter einen weiten Gefässbezirk gefährden und also auch eine Arterienverletzung viel häufiger
hervorrufen, als ein Fleischschuss. Es müsste also die
absolute Majorität aller Gefässläsionen mit Schussfrakturen
verbunden sein.

Gähde's Zusammenstellung weist von 65 Gefässschussverletzungen der oberen Extremität 18 bei Weichteilschüssen
oder 27,3 Prozent und 47 bei Schussfrakturen auf, also
72,7 Prozent und von 103 Gefässschusswunden der unteren
Extremität 36 bei Weichteilschüssen, mithin 34,9 Prozent,
und 67 bei Schussfrakturen, oder 65,1 Prozent. Dies ergiebt
also für die Gliedmaassen überhaupt 31,1 Prozent Gefässläsionen bei Fleisch- und 68,9 Prozent bei Frakturschüssen.
Es sind demnach nach Gaehde über ⅔ aller Gefässverletzungen mit Schussfrakturen kompliziert. Fast genau das
gleiche Resultat ergiebt sich bei v. Engelhardt und zwar
sind nur die sicheren Sekundäreröffnungen von Gefässen in
der Rechnung fortgelassen, nämlich von 218 Gefässläsionen
waren 67 oder 31,5 Prozent Fleischschüsse und 146 oder
68,5 Prozent Schussfrakturen. In meiner Zusammenstellung,

in welcher auch nur die sicheren Sekundäreröffnungen von
Arterien von vornherein nicht aufgeführt sind, findet sich in
108 Fällen die nähere Art der Verletzung nicht ausdrücklich
vermerkt. Es bleiben dann 385 Gefässverletzungen übrig mit
85 oder 22 Prozent Fleischschüssen und 300 oder 78 Prozent
Schussfrakturen. Diese Zahlen übersteigen die Gaehde's und
v. Engelhardt's noch um ein Bedeutendes, doch ist der
Grund hierfür wohl darin zu suchen, dass unter jenen nicht
näher bezeichneten 108 Fällen die Mehrzahl als Weichteilschüsse zu betrachten sind. Denn es sind von ihnen wahrscheinlich 75 Fleisch- und 33 Frakturschüsse. Rechnet man
diese nun mit, so stellt sich das Resultat wesentlich anders
dar, denn es entfallen von 493 Gefässläsionen 160 oder
32.5 Prozent auf Weichteilschüsse und 333 oder 67.5 Prozent
auf Schussfrakturen. Alle drei Resultate stimmen also fast
völlig überein, und man kann daher als Thatsache konstatieren, dass $\frac{2}{3}$ aller Gefässverletzungen mit Schussfrakturen
kompliziert sind, ein Ergebnis, welches aus den erwähnten
Gründen nicht überraschen kann.

Wollten wir nun hieraus die Folgerung ziehen, dass auch
die 1. Blutungen bei den Schussfrakturen häufiger seien, wie
bei den Fleischschüssen, so würde dies ein unlogischer Schluss
sein. Denn es kommt hier doch nur auf die Prozentzahl an,
d. h. wie viel Primärblutungen bei 100 Schussfrakturen sich
einstellten, nicht aber darauf, dass die Schussfrakturen überhaupt mehr 1. Blutungen aufweisen als die Fleischschüsse.
Denn das letztere ist als sehr wahrscheinlich anzunehmen, weil
eben $\frac{2}{3}$ aller Fälle Frakturschüsse sind und nur $\frac{1}{3}$ Fleischschüsse.

Entspricht aber unsere unlogische Schlussfolgerung nicht
doch vielleicht den thatsächlichen Verhältnissen? Nach
v. Engelhardt scheint das Gegenteil der Fall zu sein, denn
seiner Zusammenstellung nach bluteten die Schussfrakturen in
10.8 Prozent, die Weichteilschüsse aber in 20 Prozent aller
Fälle primär. Nach meiner Kasuistik jedoch weisen 85 Fleischschüsse 16 1. Blutungen, also 18.8 Prozent, und 300
Frakturschüsse 80, mithin 26,6 Prozent primäre Haemorrhagien
auf. Das ist fast das Gegenteil des v. Engelhardt'schen Er-
gebnisses! Bevor wir nun dieser Frage auf den Grund gehen,

wollen wir erst die betreffenden Wundverhältnisse bei beiden
Verletzungsarten kurz vergleichen. Bei den Fleischschüssen
spricht für die Häufigkeit der l. Blutungen der glatte Schusskanal, welcher der Coagulation und somit auch der Thrombusbildung nicht günstig ist wegen seiner kleineren und ebeneren
Flächen; dagegen spricht aber die verhältnissmässige Enge
des Wundkanals, der mithin leicht durch Gerinnsel oder auch
durch blosse Muskelverschiebung verlegt werden kann. Um-
gekehrt weisen die Schussfrakturen wegen der grösseren Zer-
störung der umgebenden Weichteile bessere Bedingungen für
die Gerinnung auf, während andererseits wieder die grössere
Weite des Schusskanals einer l. Blutung Vorschub leistet.
Aus diesen Verhältnissen gewinnen wir mithin noch kein
klares Bild. Als wichtigerer Punkt ist jedenfalls zu erwähnen,
dass bei den Fleischschüssen fast stets das Projektil selbst
die Verletzung des Gefässes hervorruft. Für sehr wahrscheinlich hält nun v. Engelhardt, dass die Verletzung durch das
Geschoss vor der durch Knochensplitter die l. Blutung be-
günstigt. Forschen wir diesem Umstande nach, so ist zunächst zu bedenken, dass das Projektil die Arterie entweder
völlig oder ¾, ½ und ¼ ihrer Wand durchtrennen kann, der
Knochensplitter aber verursacht einen Stich oder Riss; falls
er sehr scharf ist, durchschneidet er wohl auch das Gefäss.
Wenn man von den bekannten anderen Faktoren ganz ab-
sieht, spricht sicherlich auch hier die bestimmte Art der
Gefässläsion das entscheidende Wort für oder gegen die
primäre Haemorrhagie. Immerhin lässt sich der v. Engelhardt'schen Vermutung eine gewisse Berechtigung sicherlich
nicht absprechen. Während sich in v. Engelhardt's und in
meiner Kasuistik kein Fall von Primärblutung, durch eine
Knochensplitterläsion verursacht, findet, hat Buengner
unter 6 derartigen Fällen bei Verletzung der a. infraclavicularis 4 mal l. Blutung, also in ⅔ der Fälle, aufzuweisen,
wobei sogar noch in einem Fall das Arterienlumen durch
Knochensplitter verlegt war, mithin überhaupt keine Primärblutung zu Stande kommen konnte. Für absolut richtig hält
auch v. Engelhardt seine Ergebnisse nicht, nur glaubt er,
dass sie doch für die relative Häufigkeit der l. Blutungen
bei Fleisch- und Frakturschüssen Geltung haben müssten.

Die Erklärung seiner Zahlen findet er wiederum in dem Fehler.
welcher infolge der öfteren Sekundäreröffnungen von Gefässen
gemacht wird, der auch nur selten ganz berücksichtigt werden
kann. Beim Weichteilschuss kann ein Gefäss, natürlich abgesehen von pyämischen Läsionen und der Arrosion 'durch
Jauchung u. s. w., nur nach Kontusion der Gefässwand oder
durch dauernde Kompression seitens des liegen gebliebenen
Geschosses nach darauffolgender Demarkation und Nekrose
eine Späteröffnung erleiden, ein Ereignis, welches, wie wir
oben schon gesehen, nur in sehr seltenen Fällen eintreten
wird. Im Gegensatz zu den Verhältnissen bei den Weichteilschüssen ist aber die Sekundäreröffnung geradezu ein Charakteristikum der mit Schussfrakturen komplizirten Gefässverletzungen, da die Knochensplitter stets eine latente Gefahr für den Verwundeten bedeuten, und den längst Ge-
heilten sogar durch eine Gefässverletzung noch an den Rand
des Grabes bringen können. Es ist also erwiesen, dass die
bei weitem grössere Anzahl der Späteröffnungen bei den
Schussfrakturen zu beobachten ist, während dieser Umstand
bei den Fleischschüssen kaum in Betracht kommt. Mithin
werden letztere, weil meist primär eröffnet, auch häufiger
primär bluten können als erstere. Um nun diesen Fehler in
der Rechnung zu vermeiden, darf man nur diejenigen Fälle
heranziehen, bei denen die Primäreröffnung als sicher betrachtet werden kann. Dann ergeben sich bei v. Engelhardt 55 Schussfrakturen mit 24 l. Blutungen, oder 43,6
Prozent und 30. Fleischschüsse mit 12 l. Blutungen oder 40
Prozent. Sofort sind sich also beide Prozentzahlen einander
gleich geworden, ja die Schussfrakturen weisen sogar noch
etwas mehr l. Blutungen auf, als die Weichteilschüsse. Es
ergiebt sich demnach ein ganz verändertes Bild. Und zwar
haben jetzt die Schussfracturen fast 33 Prozent mehr an
primären Haemorrhagien zu verzeichnen, während die Fleischschüsse nur um 20 Prozent an l. Blutungen reicher geworden
sind. Daraus geht somit klar und deutlich hervor, dass.
selbst wenn man die andern möglichen Ursachen einer Späteröffnung mit in Betracht zieht, jedenfalls die Schussfrakturen
die bei weitem grössere Anzahl von Späteröffnungen aufzuweisen haben. Wenn ich unter meinen Fällen die ganz sicheren

Primäreröffnungen auswähle, so finden sich bei 47 Fleischschüssen 16 l. Blutungen, oder 34 Prozent und bei 156 Frakturschüssen 80, oder 51,3 Prozent, demnach für letztere etwas
höhere, für erstere etwas niedrigere Zahlen, als sich aus den
v. Engelhardt'schen Fällen ergeben.

Wenn ich nun alle Punkte und Angaben zusammenfasse
und gegen einander abwiege, so ergiebt sich als Resultat,
dass ich das Verhältnis der relativen Häufigkeit primärer
Blutungen bei Weichteil- und Frakturschüssen, wie es
v. Engelhardt angegeben, nämlich wie 2 : 1 nicht als das
den Thatsachen entsprechende anerkennen kann. Vielmehr muss
ich, gestützt auf meine Kasuistik, die primären Haemorrhagien
ihrer absoluten Häufigkeit nach, d. h. ohne eine Korrektur
der Fälle hinsichtlich der etwaigen Sekundäreröffnungen
vorzunehmen, bei beiden Verletzungsarten als gleich zahlreich
annehmen, wenn nicht sogar den Schussfrakturen die Mehrzahl zuweisen. Was jedoch die relative Anzahl betrifft, d. h.
also die l. Blutungen bei den sicher primär eröffneten Gefässen, so muss ich unbedingt die grössere Häufigkeit der
primären Haemorrhagien den Schussfrakturen zuerkennen.

Die Frage der l. Blutung bei den Verletzungen durch
schweres Geschoss gehört nicht mehr zu unserem Thema. Es
sei daher hier nur kurz erwähnt, dass 51 Verletzungen durch
Granatschuss sich finden, welche in 19 Fällen primär nach
aussen geblutet haben, also in 37,3 Prozent, während wir nach
v. Engelhardt bei 10 Verwundungen durch Granatschuss
4 mal, also in 40 Prozent primäre Haemorrhagien konstatieren können.

Die Resultate, zu denen ich in dieser Arbeit gekommen
bin, lasse ich in aller Kürze hier noch einmal folgen:

1. Gefässverletzungen bei den Schusswunden der Extremitäten sind seltene Ereignisse (ca. 5 Prozent aller Verwundungen).

2. Die einige Stunden nach der Verletzung oder am 2.
und 3. Tage auftretenden Blutungen sind als intermediaere
zu bezeichnen, da sie keine Primärblutungen im eigentlichen
Sinne darstellen.

3. Der Verblutungstod auf dem Schlachtfelde infolge von
Gefässschussverletzungen an den Extremitäten ist als ein
sehr seltener zu betrachten (ca. 3 Prozent aller Gefallenen).

4. Infolge der Gestaltveränderung der Geschosse und der damit verbundenen grösseren Perkussionskraft sind die Primärblutungen häufiger geworden.

5. Die durch Schuss primär eröffneten Gefässe bluten mindestens in der Hälfte aller Fälle, wahrscheinlich sogar in ⅔, primär nach aussen.

6. Die Primärblutung steht in der Hälfte aller Fälle, oder noch häufiger spontan. Der Einfluss der Ohnmacht auf den Spontanstillstand ist besonders hervorzuheben, indem dieselbe mit der Verlangsamung der Zirkulation der Thrombusbildung durch Stagnation des Blutes günstige Vorbedingungen schafft.

7. Nicht die Partialläsionen im Allgemeinen, sondern jede einzelne Art oder Form derselben ist gesondert mit den Totalläsionen hinsichtlich der Häufigkeit primärer Blutungen in Parallele zu stellen.

8. Die Sekundäreröffnungen sind als ein Charakteristikum der Gefässverletzungen, welche mit Schussfrakturen kompliziert sind, zu betrachten, und zwar werden sie sich fast ohne Ausnahme in der Gruppe der Partialläsionen finden.

9. Bei allen Zusammenstellungen, welche die Anzahl der Primärblutungen festzustellen bezwecken, ist das grösste Gewicht darauf zu legen, dass die Sekundäreröffnungen der Gefässe erkannt und ausgeschieden werden.

10. Die relative Häufigkeit der Primärblutungen ist bei Fleisch- und Frakturschüssen eine annähernd gleiche, während die absolute Anzahl auf Seiten der Frakturschüsse als eine viel grössere bezeichnet werden muss.

Von allen diesen Punkten sei der wesentlichste noch einmal hervorgehoben. Die alte Annahme, dass die Schusswunden nicht oder nur selten bluten, besteht zu Recht und besteht auch wiederum nicht zu Recht. Sie besteht zu Recht im Verhältnis zu der Gesamtzahl aller Schussverletzungen, da die Läsionen grösserer Gefässe, wie wir gesehen, selten sind. Sie besteht aber nicht zu Recht, wenn grössere Gefässe verletzt sind. Obige Behauptung muss also hinsichtlich der Schusswunden der Extremitäten eine dahin gehende Korrektur erfahren: Primärblutungen sind selten im Ver-

hältnis zu der Gesamtzahl aller Schussverletzungen, sehr
häufig aber im Verhältnis zu der Zahl der Gefässläsionen.
Wie stellen sich nun diese Ergebnisse zu den Resultaten,
welche bei den Wunden durch die neuen Kleinkaliber-Geschosse
zu erwarten sind? Und in welchem Sinne wird die Frage
der primären Haemorrhagie dadurch beeinflusst? Die Forscher
fast aller Nationen entscheiden sich bei den Schussverletzungen
durch die neuen Geschosse zu Gunsten der 1. Blutung, d. h.
für ihre grössere Häufigkeit.

Die theoretischen und praktischen Erforschungen und
Erfahrungen bezüglich des Kleinkalibers sind wohl als ab-
geschlossen zu erachten. Der nächste grössere Krieg wird
das entscheidende Wort zu sprechen und die Bestätigung
aller Versuche zu erbringen haben, da die Berichte aus dem
chilenischen Bürgerkrieg, sowie die schon jetzt vorliegenden
aus dem japanisch-chinesischen Krieg noch keinen oder wenigstens einen sehr zweifelhaften Wert und Anspruch auf Ge-
nauigkeit besitzen. Wenn schon, wie wir gesehen, 1870 71
Primärblutungen aus grösseren Gefässen höchst wahrscheinlich bei $\frac{2}{3}$ aller Arterienverletzungen eingetreten sind, so wird
im nächsten Kriege infolge der neueren Geschosse die Zahl
derselben nicht nur absolut wegen der bedeutend grösseren
Gesamtzahl aller Verletzungen, sondern auch relativ im Verhältnis zur Zahl der Gefässwunden beträchtlich erhöht sein,
so dass in fast allen Fällen, in annähernd 100 Prozent, primäre Haemorrhagie sich einstellen wird. Es werden mithin
einige der von uns oben aufgeführten Punkte eine Abänderung
erfahren müssen. Der vierte trifft auch auf die neuen Projektile
vollständig zu, da infolge der enormen Perkussionskraft dieser
die Arterie gewissermassen keine Zeit mehr hat, dem Geschosse auszuweichen, d. h. ihre Elastizität zur Geltung zu
bringen. Immerhin ist die letztere aber so gross, dass auch
heutzutage ein Ausweichen in einzelnen Fällen wohl nicht
abgeleugnet werden darf. Doch wird man derartiges als Ausnahme anzusehen haben.

Was die Verletzungen grösserer Gefässe anbetrifft, so
werden dieselben wegen der grösseren Zahl der Schusswunden
überhaupt an Häufigkeit zunehmen müssen. Es fragt sich
nur, ob das Gleiche auch im Verhältnis zur Anzahl aller

Verletzungen, ich meine dem Prozentsatz nach, der Fall sein
wird. Ein Gefäss wird allerdings in Zukunft, wenn es von
dem Projektil auch nur gestreift wird, meist sofort eröffnet
werden. Abgesehen davon, dass in früheren Kriegen Fälle
von Kontusion der Gefässwand durch Schuss und folgender
Sekundäreröffnung selten gewesen sind, spricht gegen die
relativ grössere Anzahl von Gefässverletzungen das kleine
Kaliber der Projektile selbst und ihre lange, schmale Gestalt,
welche ihnen in manchen Fällen ein Durchschlüpfen, wie
Habart meint, ermöglichen mag. Ferner spricht dagegen
die geringe Breitenausdehnung der Schusswunden in radiärer
Richtung, welche als Gegengewicht der Multiplizität der Verletzungen, also der Ausdehnung in sagittaler Richtung zu
gelten hat, und somit der geringen Seitenwirkung Kochers
bei gleichzeitiger enormer Durchschlagswirkung entsprechen
würde, wobei man allerdings von der kurzen explosiven Zone
absehen muss. Reger hält die Gefässverletzungen im Verhältnis zu der Zahl der Schusswunden künftig für seltener.
Man würde also die Entscheidung dieser Frage nach der relativen Anzahl der Arterienschusswunden nicht so ohne weiteres
fällen können, während die absolute Zahl derselben eine beträchtlich höhere sein wird.

Wie steht es nun mit der Frage des Verblutungstodes
auf dem Schlachtfelde, und damit auch der Frage des Spontanstillstandes der Blutung? Die Gefässverletzungen durch die
Kleinkaliber-Geschosse ähneln nicht mehr den Quetsch-, sondern den Schnittwunden. Da die Arterie glatt durchtrennt
wird, und der Schusskanal ebene und reine Wundflächen
darbietet, ist der Coagulation, der Hauptsache bei der Spontan-
stillung der Blutung, ein wichtiges Hilfsmittel entzogen. Die
Bedingungen für die Primärblutung wären demnach die denkbar günstigsten, wenn nicht als Gegengrund die Enge des
Schusskanals, besonders bei den Weichteilschüssen, in Betracht zu ziehen wäre, ein Umstand, welcher von nicht zu
unterschätzender Bedeutung ist. Denn derartige Schusskanäle,
welche nach v. Coler und Schjerning kaum verfolgbar sind,
müssen unbedingt den Abschluss der Wunde nach aussen
durch Gerinnselbildung erleichtern. Es fragt sich mithin,
welcher von obigen beiden Gründen der ausschlaggebende

ist. Als Einziger vertheidigt Reger, soviel ich ersehen konnte, eine grössere Seltenheit der 1. Blutungen, weil, seiner Ansicht nach, die Gefässverletzungen überhaupt weniger häufig sind wie früher, und die Schusskanäle enger, ferner weil die Zone des hydraulischen Druckes, in welchem er, wie bekannt, die Erklärung der explosiven Schüsse sucht, eine kleinere ist, als bei den Bleigeschossen, deren explosive Wirkung nach allen Seiten hin sich geltend macht.

Letzteres würde demnach, wie schon erwähnt, mit der geringeren Radialausdehnung der Schusswunden nach Habart und der geringeren Seitenwirkung nach Kocher übereinstimmen. Ferner wäre noch in Betracht zu ziehen, dass die Weichbleigeschosse eine grössere Deformierung zeigten und somit auch einen umfangreicheren Gefässbezirk gefährden mussten. Nach Bircher's neuestem Werk fanden sich Deformierungen der Kleinkalibergeschosse nur in 4,5 Prozent aller Schüsse. Habart erwähnt weiter noch den Umstand, dass durch die neuen Geschosse beim Anprall gegen die Knochen weniger Splitter diametral und zentrifugal fortgeschleudert werden. Er konnte bei seinen Schussversuchen auf lebende Pferde nur geringfügige 1. Blutungen nach aussen, wohl aber enorme innere Haemorrhagien in deren verschiedenen Formen verzeichnen, abgesehen natürlich von den Fällen, in welchen bei Verletzung nahe der Oberfläche gelegener Arterien sofortiger Verblutungstod eintrat. Im Ganzen wird immerhin häufiger 1. Blutung eintreten, und zwar besonders bei den Schussfrakturen, die einen weiten Schusskanal aufweisen.

In vielen Fällen jedoch, auch bei den Schusswunden der Extremitäten, steht die primäre Haemorrhagie nach aussen zwar spontan, nur um einer inneren, welche ebenfalls Anaemie und Verblutungstod herbeiführen kann, zu weichen. Denn die wie mit dem Messer durchschnittenen Arterien klaffen, und auch eine Ablösung und Einstülpung der Intima, ein so wesentliches Hülfsmittel der Thrombusbildung, findet fast kaum mehr statt.

Fassen wir die unterscheidenden Merkmale kurz zusammen, so ergiebt sich, dass die Primärblutungen in künftigen Kriegen häufiger, d. h. also in fast allen Fällen von Gefässverletzung, sich einstellen werden, sowohl die äusseren, wie in weit höherem Grade die inneren. Der Verblutungstod wird ebenfalls öfter eintreten, namentlich bei den Verletzungen oberflächlich gelegener Arterien.

In vielen Fällen wird die primäre Haemorrhagie nach aussen wegen der Undurchgängigkeit der Schusskanäle spontan zessieren, um jedoch nur in eine innere Blutung sich umzuwandeln. Die innere Primärblutung wird also künftig die höchste Beachtung verdienen. Die Verletzungen grösserer Gefässe werden absolut weit zahlreicher sein, ihr Verhältnis zu der Zahl der Schusswunden insgesamt wird jedoch wohl das gleiche wie früher bleiben. Dies wäre mithin das Resultat, welches man aus allen vorliegenden Berichten und Untersuchungen entnehmen könnte.

Eine Thatsache muss aber, wie ich glaube, noch hervorgehoben werden. Sie betrifft die Verletzungen kleiner und kleinster Gefässe. Als die Schusswunden noch dem Typus der Quetschwunden glichen, hatten diese nichts oder nur wenig zu bedeuten. Bei den durch Kleinkalibergeschosse gesetzten Verletzungen, die ihrer Art nach den Schnittwunden sehr ähnlich sehen, ist dies jedoch nicht mehr der Fall. Vielmehr müssen auch die kleineren Arterien unter solchen Umständen eine heftige l. Blutung verursachen können. So berichtet Habart von einem Falle, in welchem bei einer Schussfraktur des humerus mit Splitterung, sofort der Verblutungstod erfolgte, trotzdem kein grösseres Gefäss eröffnet war. Diese l. Blutungen auch aus kleineren Arterien verändern meiner Ansicht nach das allgemeine Bild der Schussverletzungen in hohem Grade zu Ungunsten der Verwundeten.

Nach alledem kann man als sicher konstatieren, dass, was die primäre Haemorrhagie aus grösseren und kleineren Arterien, innere sowohl wie äussere, bei den Schusswunden der Extremitäten anbetrifft, die neuen Kleinkalibergeschosse durchaus nicht als humaner bezeichnet werden können, als die früheren Weichbleigeschosse.

Am Schluss dieser Arbeit ist es mir eine ebenso angenehme wie ehrenvolle Pflicht, Herrn Geheimrat Prof. Dr. R. Köhler für die Anregung zu dieser Arbeit, sowie für die gütige Durchsicht derselben meinen ergebensten Dank auszusprechen. Zugleich muss ich hier der wertvollen Unterstützung gedenken seitens der Bibliothek der Kaiser Wilhelms-Akademie, welche mir durch ihre Reichhaltigkeit das Studium der gesamten kriegschirurgischen Litteratur, sowie die Sammlung eines zahlreichen einschlägigen Materiales ermöglicht hat.

Die
Gefässschussverletzungen
an den Extremitäten
im Kriege 1870 71.

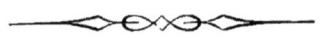

Laufende Nr.	Geschoss.	Art der Verletzung.		Gefässverletzung		1. Blutung.
					I. Achsel-	
						1.
1	Gewehr	Schuss	in die Achselhöhle.	A. axillaris.	„Verletzt.“	–
2	(Gewehr)	Schuss	in die rechte Achselgegend.	A. axillaris?	–	1. Blutung 1. Tag.
3	Gewehr	Schuss	unterhalb des äussern Drittels der l. clavicula.	A. axillaris.	–	–
4	(Gewehr)	Weichteilschuss	der rechten Schulter.	A. axillaris.	„Verletzt.“	1. starke Infiltration (innere).
5	(Gewehr)	Schuss	in die rechte Achselhöhle.	A. axillaris?	–	–
6	(Gewehr)	Schussfractur	der clavicula. (Schuss durch die Achselhöhle.)	A. axillaris.	–	–
7	Gewehr	Schuss	durch die rechte Achselhöhle.	A. axillaris.	–	(1. Blutung)?
8	Gewehr	Schussfractur	des linken humerus und der scapula.	A. axillaris.	„Verletzt.“	–
9	(Gewehr)	Schuss	Verletzung der rechten Achselhöhle.	A. axillaris. Obere Wand verletzt.	„sehr kleine Oeffnung.“ Partiell.	1. starke.
10	(Gewehr)	Schuss	durch die rechte Schulter. Plexus brachialis gestreift.	A. axillaris.	–	–
11	(Gewehr)	Schussfractur	durch die Achsel. Streifung des humerus.	A. axillaris.	–	1. bedeutende.
						2.
12	(Gewehr)	Schuss	in der Gegend unter der clavicula. Richtung gegen die Achselhöhle.	A. axillaris.	breiter klaffender Schlitz in der unteren Wand. Partiell.	
13	(Gewehr)	Schussfractur	des rechten humerus. (Franzose.)	A. axillaris.	„Verletzt.“	–
14	(Gewehr)	Schussfractur	der rechten clavicula. (Franzose.)	A. axillaris.	Grosses Loch durch Knochensplitter. Partiell.	–

Behandlung.	2. Blutung.	Behandlung.	Ausgang.	Bemerkungen.	Sanitäts-Bericht 1870/71. Seite	№

höhle.

Behandlung.	2. Blutung.	Behandlung.	Ausgang.	Bemerkungen.	Seite	№
—	—	—	Tod. (Verblutung.) 3. Tag.	Gangraen. Daher Exarticulatio. 2. Tag.	10	11
ligatur d. a. subclavia. 1. Tg.	—	—	geheilt.	—	578	1
—	2. Blutung, 20. Tag.	lig. a. subclavia. 20. Tag.	Tod. (Eitrige Pleuritis. 30. Tg.	—	579	1
—	Aneurysma traumaticum.	lig. a. subclavia. 24. Tag.	Tod. 30. Tag.	—	580	9
—	Aneurysma. 2. Blutung.	lig. a. subclavia. 33. Tag.	Tod. (Pleuritis.) 40. Tag.	Schüttelfröste.	581	14
—	Aneurysma traumaticum. 2. Blutung.	lig. a. subclavia.	Tod. (Pyaemie.) 25. Tag.	erneute Blutungen. Anaemie. Lungenödem.	581	16
lig. a. axillaris. 1. Tg.	—	—	geheilt.	—	584	10
—	2. starke.	lig. a. axillaris. 16. Tag.	geheilt.	—	584	11
—	2. Blutungen. 9. u. 10. Tag.	lig. a. axillaris.	Tod. 16. Tag.	Gangraen. Fieber. Delirien.	584	4
—	Aneurysma traum. zahlreiche 2. Blutungen.	lig. a. axillaris. 13. Tag.	Tod. (Gangraen.) 16. Tag.	schon vor den Blutungen: Gangraen.	585	12
—	2. Blutungen. 11., 14., 19., 24. und 29. Tag.	Tamponade.	geheilt.	—	655	9
—	Aneurysma traumat. ausgedehnte Blutinfiltration. 2. Blutungen.	Spaltung. lig. a. axillaris. 28. Tg. „Blut strömt wie aus einer Flasche."	Tod. Am Abend nach der Operation. Hochgradiger Collaps.	—	585	6
—	2. starke arterielle.	Exarticulatio humeri. 16. Tag.	Tod. 26. Tag.	3. Blutungen.	18	9
—	Aneurysma. Nachblutung.	lig. a. subclavia. 24. Tag. Spaltung des Sackes. Tamponade.	Tod. 26. Tag.	Bltg. a. d. periph. Ende d. a. subcl. Anaemie. Transfus.	582	5

IV

Laufende Nr.	Geschoss.	Art der Verletzung.		Gefässverletzung		1. Blutung.
15	Gewehr	Schussfractur	Schuss in die rechte Schulter collum humeri rinnenförmig angeschossen.	A. axillaris?	—	1. starke.
16	Gewehr	Schuss	durch die linke Schulter. E 2½ cm unt. d. clavicula. A fehlt	A. circumflexa humeri	„verletzt"	1. blutige Durchtränkung d. Armes (innere)
						3.
17	(Gewehr)	Schussfractur	durch das rechte Schultergelenk. humerus und scapula zerschmettert	(A. axillaris?)	—	—
18	(Gewehr)	Schuss	durch die rechte Achselhöhle. Von hinten nach vorn	(A. axillaris?)	—	—
19	Gewehr	Schuss	unterhalb des äusseren Drittels der linken clavicula	(A. axillaris?)	—	—
20	(Gewehr)	Schussfractur	der linken spina scapulae. Fractur der zweiten Rippe	(A. axillaris?)	—	—
21	Gewehr	Weichteilschuss	der linken Schulter	(A. axillaris?)	—	—
22	(Gewehr)	Schussfractur	durch die rechte Schulter. acromion gesplittert	(A. axillaris?)	—	—
23	(Gewehr)	Weichteilschuss	durch die Muskulatur des rechten Oberarmes mit Verletzung des nervus medianus	(A. axillaris?)	—	—
24	Gewehr	Schussfractur	durch d. musc. deltoideus. Streifung d. humerus. Absprengung d. acromion	Verbindungsäste d. a. transversa scapulae mit der a. circumflexa	—	—
25	Gewehr	Schussfractur	in die rechte Schulter. corpus scapulae gesplittert. proc. coracoideus abgespr.	(A. axillaris?)	—	—

II. Obere Ex-
a. Ober-
1.

26	Granat	Schussfractur	des linken Oberarms. Zerschmetterung des caput humeri	A., V. u. Plexus brachialis	„zerrissen" (complet)	—

Behand-lung.	2. Blutung.	Behandlung.	Ausgang.	Bemerkungen	Sanitäts-Bericht 1870/71.	
					Seite	№
—	nach Entfernung eines Splitters Nachblutungen. 24., 29., 34. und 39. Tag.	letzte Blutung leicht u. schnell gestillt.	geheilt.	—	685	22
—	wiederholte 2. Blutungen 30. Tag	—	Tod (Erschöpfung) 30. Tag	—	692	109
—	2. bedeutende arterielle. 10. Tag	exarticulatio humeri. 10. Tag	Tod einige Stunden nach der Operation	Anaemie	15	58
—	2. Blutungen	ligatur d. a. subclavia. 8. Tag	geheilt	—	578	2
—	2. Blutung 14. Tag. Nachblutungen 23. u. 24. Tag	lig. a. subclavia. 14. Tag. 3tägige Digitalkompression. 24. Tag	geheilt	—	579	4
—	2. Blutungen 14., 25. und 26. Tag	lig. a. subclavia. 26. Tag	Tod (Collaps) 45. Tag	—	579	2
—	2. Blutung 13. Tag	lig. a. subclavia. 13. Tag	Tod (Gangraen) 15. Tag	Gangraen	581	13
—	2. starke aus der Wundöffnung	Kompression der a. subclavia	geheilt	Eiterung, Entfernung des Acromion	567	1
—	2. heftige 62. Tag	lig. a. axillaris. 62. Tag	Tod (Erschöpfung) 83. Tag	3. Blutungen, lig. a. subclavia 81. Tag	582 u. 586	2 1
—	2. zweimalige starke	—	geheilt	—	683	6
—	2. wiederholte	—	Tod 30. Tag	Jauchung	692	110

tremität.
arm.

| Primär-exarticul. humeri | — | — | geheilt | — | 3 | 13 |

Laufende Nr.	Geschoss.	Art der Verletzung.		Gefässverletzung.	
27	(Gewebr)	Fleischschuss	des linken Vorderarms. Eröffnung des Ellenbogengelenks	A. brachialis	„zerrissen" (complet)
28	Büchsenschuss	Schussfractur	des rechten humerus und rechten Ellenbogengelenks	A. brachialis	„zerrissen" (complet)
29	Granate	Schussfractur	des rechten humerus. Zerreissung der Weichteile	A. brachialis	„abgeschossen" (complet
30	Gewebr	(Fleisch)-Schuss	durch den rechten Oberarm	A. brachialis	„zerrissen" (complet)
31	Gewebr	Splitterfractur-Schuss	des rechten humerus. Starke Zerreissung d. Weichteile	A. brachialis?	—
32	(Gewebr)	Schussfractur	des linken Ellenbogens. Zerschmetterung des Gelenks	A. brachialis	„zerrissen" (complet)
33	Gewehr	Schuss	i. d. Ellenbogengelenk (links)	A. brachialis	„verletzt"
34	(Gewehr)	Schuss	in den rechten Arm	A. und V. brachialis	„verletzt"
35	Kugel	Schussfractur	Zerschmetterung des linken radius u. ulna durch zwei Kugelschüsse	A. brachialis	„verletzt"
36	Gewehr	Schussfractur	Zertrümmerung des rechten humerus	A. brachialis?	—
37	(Gewehr)	Fleischschuss	des rechten Oberarms	A. brachialis?	—
38	(Gewehr)	Schussfractur	des linken humerus	A. brachialis?	—
39	Granatsplitter.	Schussfractur Splitterung	des Ober- und Unterarms. Zerschmetterung d. rechten Ellenbogengelenks. Zerstörung der Weichteile	Gefässe u. Nerven	„zerstört" (complet)
40	(Gewehr)	Splitterfractur	des linken humerus.	A. brachialis	„verletzt"

Behand-lung.	2. Blutung.	Behandlung.	Ausgang.	Bemerkungen	Sanitäts-Bericht 1870/71. Seite	№
—	—	—	Tod (Tetanus) 12. Tag	intermediäre Exarticulatio humeri 3. Tag wegen Gangraen	9	4
—	—	—	Tod (Pyaemie) 17. Tag	Exarticulatio humeri 1. Tag	9	8
1. exarticulatio humeri	2. gering	—	Tod (Erschöpfung) 7. Tag	—	12	32
—	—	—	Tod 33. Tag	Exarticulatio humeri 1. Tag	13	39
Amputatio humeri. 1. Tag	—	—	geheilt	—	29	98
—	—	—	geheilt	Gangraen, Amputatio humeri 5. Tag	35	148
—	—	—	geheilt	Amputatio humeri 6. Tag	39	187
—	—	—	geheilt	Amputatio humeri 21. Tag	44	238
—	—	—	geheilt	Amputatio humeri	48	267
—	—	—	Tod 36. Tag	Amputatio humeri 2. Tag	51	4
—	Aneurysma spurium in der Ellenbeuge	Amputatio humeri. 18. Tag	Tod (Pyaemie) 44. Tag	—	54	32
—	—	—	Tod (Anaemie) 18. Tag	Amputatio humeri 9 Tag	64	113
amputatio humeri. 1. Tag	—	—	Tod (Erschöpfung) 16. Tag	—	58	61
—	Aneurysma traum. 2. Blutung 2. Tag	Amputatio humeri. 2. Tag	Tod durch Verblutung aus der Aneurysma 2. Tag	—	65	125

Laufende Nr.	Geschoss.	Art der Verletzung.		Gefässverletzung.		1. Blutung.
41	(Granate?)	Schussfractur	Zerschmetterung beiderOberarme	(A. brachialis)	—	1. Blutung
42	(Gewehr)	Schusswunde	des rechten Oberarms.	A. brachialis	„zerrissen" (complet)	—
43	(Gewehr)	Weichteilschuss	im unteren Drittel d. rechten Oberarms	(A. brachialis)	—	1. bedeutende a. d. Schlachtfeld.
44	(Gewehr)	Schuss	in den linken Vorderarm und Ellenbogen	(A. brachialis)	—	—
45	(Gewehr)	Schuss	durch den rechten Oberarm	„anscheinend a. profunda brachii"	—	—
46	(Gewehr)	Schussfractur	d. l. humerus, mittleres ⅓	A. profunda brachii	„verletzt"	—
47	Gewehr	Fleischschuss	durch den rechten Oberarm	A. brachialis	„zerrissen" (complet)	—
48	(Gewehr)	Schuss	durch d. linke plica cubitalis	(A. cubitalis)	—	—
49	Gewehr	Streifschuss	durch den linken Ellenbogen	A. brachialis	„verletzt"	1. wiederholte starke Schlagaderblutungen
50	Gewehr	Schuss	Verletzung	A. brachialis dext.	„verletzt"	—
51	(Gewehr)	Schussfractur	d. rechten collum humeri u. Haarseilschuss d. rechten Hüfte	(A. brachialis)	—	1 starke
52	(Gewehr)	Schussfractur	der linken Schulter, wahrscheinlich Eröffnung des Gelenkes	Vena cephalica	—	1. s. starke
53	(Gewehr)	Schuss	durch die Mitte des rechten Ellenbogengelenks	(A. cubitalis)	—	1.arterielle
54	(Gewehr)	Schussfractur	Schuss längs der Innenseite d. Oberarms, dicht neben proc. coracoid. bis condyl. int. hum.	(A. brachialis)	—	1. unmtlb. st.Anschw. infolge innerer Bltg.

Behand-lung.	2. Blutung.	Behandlung.	Ausgang.	Bemerkungen	Sanitäts-Bericht 1870 71. Seite	№
—	(2. Blutung?)	lig. a. subclavia, darauf exarticu-latio hum. 13. Tag	Tod (Pyaemie) 14. Tag	Gangraen	581 u. 14	15 49
—	2. Blutung?	lig. a. brachialis. Blutung steht nicht. Amputat. hum. 14. Tag	geheilt	—	586 u. 21	4 22
—	2. Blutung 11. Tag. Neue Blutung 29. Tag	lig. a. brachialis. 11. Tag. lig. a. subclavia. 29. Tag	geheilt	Nachblu-tungen	579 u. 590	5 34
—	Aneurysma traum. 2. Blu-tung? 11. Tag. „Neue Blutung" 13. Tag	lig. a. axill. 11. Tag. lig. a. sub-clavia. 13. Tag	geheilt	—	583	5
—	2. Blutung 5. Tag	lig. a. axillaris. 5. Tag. Blutung kehrt nicht wieder	Tod (Pyaemie) 27. Tag	Pyaemie	584	3
—	hühnereigrosses Aneurysma 2mal 2. Blutung 24. Tag	lig. a. brachialis 25. Tag	geheilt	—	588	18
—	Aneurysma traum. bald nach der Verwundung	lig. a. brachialis 6. Tag	geheilt	—	588	21
—	Aneurysma spurium platzt am 29. Tag.	lig. a. brachialis 29. Tag	geheilt	—	589	27
—	2. Blutung. Patient pulslos 6. Tag	lig. a. brachialis 6. Tag	geheilt	—	589	29
—	(2. Blutung?)	lig. a. brachialis 16. Tag	geheilt	—	590	37
—	Schüttelfröste und wieder-holte Blutungen	Resectio humeri 14. Tag	Tod (Pyaemie?) 19. Tag	—	431	43
—	—	—	Tod (Pyaemie) 24. Tag	Eiterung, Re-sectio humeri 16. Tag	435	79
durch Feldtour-niquet ge-stillt	—	—	geheilt	Jauchung, Re-sectio 11. Tag	462	89
—	—	—	geheilt	Verjauchung d.Extravasats, Resectio 20. Tag	468	129

Laufende Nr.	Geschoss	Art der Verletzung.		Gefässverletzung.		I. Blutung.
55	(Gewehr)	Schussfractur	d. r. humerus, zugl. Schussfractur d. l. Ellenbogens	(A. brachialis) Puls a. rad. rechts schwäch. als links	—	1. starke arterielle. 3 Tag lang öfters Ohnmachten
56	(Gewehr)	Schussfractur	Schuss in d. linken humerus. Verletzung des Knochens	A. brachialis u. N. ulnaris	„verletzt". Radialpuls fehlt.	—
57	(Gewehr)	Schussfractur	des linken humerus. Mitte. Zahlreiche Splitter	(A. brachialis)	Radialpuls fehlt	—
						2.
58	Gewehr	Schussfractur	d. rechten humerus. Hochgradige Zersplitterung	hochabgehender Zweig d. A. brachialis Hauptquelle d. Blutung	an d. Abgangsstelle angespiesst, partiell	—
59	(Gewehr)	Schussfractur	d. Ellenbogengelenks. Starke Splitterung	(A. cubitalis)	—	1. heftige
60	(Gewehr)	Schussfractur	d. linken humerus. Starke Splitterung	(A. brachialis)	—	1. Blutung
61	Granat	Schussfractur	Zerschmetterung des Oberarms	(A. brachialis)	—	—
62	Gewehr	Schussfractur	Zerschmetterung des linken humerus durch 2 Gewehrkugeln	(A. brachialis)	—	1. starke
63	Granat	Schussfractur	Zerschmetterung d. rechten Oberarms. Splitterfractur der 8. u. 9. Rippe. Perforation des Thorax	A. brachialis	—	1. Blutung aus der A. brachialis.
64	Gewehr	Schussfractur	Zerschmetterung des rechten humerus, oberes ⅓	(A. brachialis)	—	1.' (innere) auf d. r. Brustseite st. Bluterguss
65	(Gewehr)	Schussfractur	des linken humerus	(A. brachialis)	—	1. arterielle
66	(Gewehr)	Schuss	in d. linke Ellenbogengelenk	(A. brachialis)	—	1. Blutung

Behand-lung.	2. Blutung.	Behandlung.	Ausgang.	Bemerkungen	Sanitäts-Bericht 1870/71.	
					Seite	№
Eistampo-nade	—	—	geheilt	Resection d. Ellenbogen-gelenks. (D. Mil.-Aerztl. Zeitschrift V. H. Schmidt)	654	4
—	—	—	geheilt	— (D. Mil.Aerztl. Z. V.)	659	42
—	2. beträchtliche arterielle 8., 9. und 10. Tag	stets durch Tam-ponade gestillt, 8, 9. u 10. Tag	geheilt	profuse Eite-rung. (D. Mil.-Aerztl. Z. V.)	655	12
—	2. Blutung 13. Tag	Exarticulatio hu-meri 13. Tag	geheilt	—	1	2
—	—	—	Tod (Septicaemie) 13. Tag	Schwellung, Verjauchung, Anaemie. Am-putatio 4. Tag	54	25
—	—	—	Tod (Pyaemie) 4 Tage nach der Operation	starke Schwel-lung, Ampu-tatio, Pyaemie	61	90
Primär-Amputatio humeri	2. Blutung. P. riss sich Nachts im Delirium den Verband ab	—	Tod 2. Tag, Ver-blutung	—	64	116
—	—	—	Tod (Pyaemie) 6 Monate nach der Operation	Amputatio, Pyaemie	65	122
Primär-Amputatio	—	—	Tod 1. Tag	Collaps, Pneu-mothorax	66	127
—	—	—	geheilt	Resectio 7 Tag 3. Blutung 13 Tag, starke 3. Blutung 23. Tag	417	120
—	2. wiederholte	Resectio cap. hum. 15. Tag	Tod 16. Tag in-folge wiederholter Blutung	—	427	11
Primär-ligatur d. a brachialis	(2. Blutung?)	lig. a. brachialis 9. Tag	geheilt	Jauchung, Re-section 38.Tag	454 u. 587	35 6

Laufende Nr.	Geschoss.	Art der Verletzung.		Gefässverletzung.		l. Blutung.
67	(Granate?)	Schussfractur	Zerschmetterung des linken Oberarms. (Franzose)	A. brachialis	—	—
68	(Gewehr)	Schuss	in d. linken Oberarm. (Perforirende Brustwunde.) (Franzose)	A. brachialis	„verletzt“	—
69	(Gewehr)	Schussfractur	d. recht. Ellenbogengelenkes. (Franzose)	A. brachialis	—	l. Blutung
70	(Gewehr)	Schuss	durch die rechte Schulter. (Franzose)	A. brachialis u. a. circumflexa hum.	a. circumflexa mündet frei in d. Aneurysma-Sack (complet?)	—
71	(Gewehr)	Schuss	durch d. recht. Arm. (Franzose)	A. brachialis	„verletzt“	—
72	(Gewehr)	(Schuss)	Verletzung des Oberarms. (Franzose)	A. brachialis	„verletzt“	(l. Blutung?)
73	Gewehr	Schuss	durch den rechten Oberarm und Schuss durch d. linke Handgelenk. Zerschmetterung d. radius	(A. brachialis)	—	l. starke (Oberarmwunde)
74	Gewehr	Schussfractur	d. linken humerus mit bedeutender Splitterung	(A. brachialis)	—	l. starke
75	Gewehr	Schussfractur	d. l. humerus. E. Ansatz d. musc. deltoid. A. fehlt	(A. brachialis)	—	l. sehr starke
76	Gewehr	Schussfractur	d. r. collum humeri, ohne Splitterung. Penetrirender Brustschuss rechts	(A. u. V. brachialis)	—	l. starke (venöse)
77	(Gewehr)	Schussfractur	d. l. humerus m. Splitterung	(A. brachialis)	—	l. starke aus A.
78	(Gewehr)	Schussfractur	d. l. humerus. E. aussen. A. innen. Ger. Splitterung	(A. brachialis)	—	l. starke
79	Gewehr	Schusssplitterfractur	d. r. humerus. E. vorn 5 cm unter d. acromion. A. hinten am collum chirurgicum	grössere Vene	durch Knochenspl. verletzt (partiell)	—
80	Gewehr	Schussfractur	d. r. humerus. Starke Splitterung. Zugleich penetrirende Brustwunde.	A. brachialis V. basilica durch Knochensplitter	„Riss“ partiell, „zerrissen“	—

Behandlung.	2. Blutung.	Behandlung.	Ausgang.	Bemerkungen	Sanitäts-Bericht 1870/71. Seite	№
—	Traumatische Aneurysma. (2. Blutung?)	lig. a. brachialis, darauf Amputatio 4. Tag	Tod (Blutung) 4. Tag	—	77	5
. .	—	--	Tod 23. Tag	Amputatio 11. Tag	78	15
—	2. starke 7. Tag	Amputatio 7. Tag	Tod (Erschöpfung) 7. Tag	—	79	25
—	Aneurysma. (2. Blutung?) „Neue 2. Blutungen"	lig. a. subclavia 135. Tag	Tod 148. Tag	Section: periphere Theil d. a. brachialis d. Thrombus verschlossen	582	4
lig. a. brachialis (wann?)	--	—	geheilt	—	593	1
Primär- (direkte) Ligatur der a. brachialis	—	—	Tod	—	595	6
..	2. ziemlich starke 56. Tag	—	geheilt	—	Spez. 725	Thl. 15
steht von selbst	—	—	geheilt	—	Spez. 852	Thl. 51
steht von selbst	—	—	geheilt	—	Spez. 856	Thl. 68
steht von selbst	—	—	geheilt	—	Spez. 861	Thl. 87
steht von selbst	—	—	geheilt	—	Spez. 866	Thl. 113
steht von selbst (Schwäche)	—	—	Tod (doppelseit. Pleuritis) 166. Tg.	Wunde verheilt	Spez. 871	Thl. 132
—	2. wiederholte, heftige, 4. Tg.	durch Tamponade leicht gestillt	geheilt	—	Spez. 868	Thl. 120
—	(Jauchung.) 2. starke, 9. u. 10. Tag, 2. wiederholte, 12. u. 13. Tag	Tamponade 9. u. 10. Tag. Durch Druck auf d. a. subclavia gestillt 12. u. 13. Tag	Tod (Jauchung) 13. Tag	—	Spez. 869	Thl. 126

Laufende Nr.	Geschoss.	Art der Verletzung		Gefässverletzung.		1. Blutung.
81	Gewehr	Schussfractur	d. linken humerus. Mässige Splitterung	(A. brachialis)	—	1. starker Blutverlust
82	(Gewehr)	Schussfractur	d. r. humerus (aus nächster Nähe). Starke Splitterung.	(A. brachialis)	—	1. sehr stark. Starke Blutinfiltration (innere)
83	Gewehr	Schussfractur	d. l. humerus. Geringe Splitterung. E. in Ellenbogen. Kein A.	(A. cubitalis)	—	1. starke
84	Gewehr	Splitterfractur	d. linken humerus	(A. brachialis)	—	1. bedeut. Schwellung) innere). 1. Tag Bltg. (intermediär)
						3.
85	(Gewehr)	Schussfractur	d. linken Ellenbogengelenks. Schuss durch den linken Oberschenkel	(A. cubitalis?)	—	—
86	(Gewehr)	Weichteilschuss	d. l. Oberarms, unteres ⅓	(A. brachialis?)	—	—
87	(Gewehr)	Schussfractur	d. l. Oberarms. Schuss durch d. l. Daumen u. 4. Finger.	(A. brachialis?)	—	—
88	(Gewehr)	Schuss	Verletzung d. rechten Ellenbogengelenks.	(A cubitalis?)	—	—
89	(Gewehr)	Schussfractur	d. Oberarms mit Splitterung	(A. brachialis?)	—	—
90	(Gewehr)	Schussfractur	d. r. Oberarms, unteres ⅓	(A. brachialis?)	—	—
91	(Gewehr)	Schussfractur	des Oberarms	(A. brachialis?)	—	—
92	(Gewehr)	Schuss	in d. linke Ellenbogengelenk	(A. cubitalis?)	—	—
93	(Gewehr)	Schuss	durch d. Ober- u. Unterarm	A. brachialis? A. profunda brachii?	—	—

Behandlung.	2. Blutung.	Behandlung.	Ausgang.	Bemerkungen	Sanitäts-Bericht 1870 71. Seite	№
Druckverband	2. wiederholte (erhebliche Eiterung)	—	Tod 12. Tag	—	Spez. 888	Tbl. 211
durch Tampon. u.Eisenchl. sehr schwer gestillt	—	—	Tod 3. Tag (Erschöpfung durch Blutverlust)	Jauchung	Spez. 871	Tbl. 134
Einwicklung in Binden	—	—	geheilt	—	Spez. 897	Tbl. 257
Einstopfen von Charpieballen	—	—	geheilt	—	Spez. 898	Tbl. 267
—	2. wiederholte, profuse	Amputatio 16. Tg.	Tod (Pyaemie) 27. Tag	—	55	42
—	2. wiederholte (Anaemie)	lig. a. brachialis? 6. Tag, lig. peripheres Ende d. a. brachialis 7. Tag, Amputatio	Tod (Anaemie) 19. Tag	Gangraen 12. Tag	62 u. 592	98 11
—	2. Blutung	Amputatio 4. Tag	Tod (Dysenterie) 25. Tag	—	63	101
—	2mal 2. Blutung 21. und 22. Tag	Amputatio	Tod (Pyaemie) 37. Tag	—	67	136
—	2. erschöpfende, 55 Tag	Amputatio	Tod (Septicaemie) 81. Tag	—	69	160
—	2. wiederholte, starke aus der A. brachialis	Amputatio 10.Tag	Tod (Pyaemie) 18. Tag	—	68	151
—	2. profuse, 17. Tag	Amputatio 17.Tag	Tod (Pyaemie) 18. Tag	—	70	165
—	2. wiederholte, arterielle (hohes Fieber)	Resection 18. Tag	geheilt	—	473	161
—	2. Blutungen, lig. a. brachialis, 23. Tag. Neue Blutung 33. Tag.	lig. a. profunda, neue Bltg. 42.Tag lig. a. subclavia, nochmals Blutung 68. Tag	Tod (Anaemie) 68. Tag	—	580 u. 592	11 12

Laufende Nr.	Geschoss.	Art der Verletzung.		Gefässverletzung.	1. Blutung.
94	(Gewehr)	Schuss	am rechten Ellenbogengelenk	(A. cubitalis?)	—	—
95	(Gewehr)	Fleischschuss	durch den linken Oberarm	(A. brachialis?)	—	—
96	(Gewehr)	Schussfractur	des rechten Oberarms	(A. brachialis?)	—	—
97	(Gewehr)	Schuss	durch den rechten Oberarm	(A. brachialis?)	—	—
98	(Gewehr)	Schussfractur	d. l. humerus, oberes ⅓	(A. brachialis?)	—	—
99	Gewehr	Fleischschuss	durch den linken Unter- und Oberarm. Streifschuss an der rechten Schulter	—	—	—
100	Granate	Schussfractur	des humerus, oberes ⅓	(A. brachialis?)	—	—
101	Gewehr	Schussfractur	des linken humerus	(A. brachialis?)	—	—
102	(Gewehr)	Schuss	in das Ellenbogengelenk	(A. cubitalis?)	—	—
103	Gewehr	Schuss	durch d. rechten Oberarm, dicht oberhalb des Ellenbogens	(A. brachialis?)	—	—
104	(Gewehr)	Schussfractur	des rechten Oberarmes	(A. brachialis?)	—	—
105	(Gewehr)	(Schuss)	am Oberarm verwundet	(A. brachialis?)	—	—
106	(Gewehr)	Schuss	durch d. linken Ellenbogen	(A. cubitalis?)	—	—

Behand-lung.	2. Blutung	Behandlung.	Ausgang.	Bemerkungen	Sanitäts-Bericht 1870/71. Seite	№
—	2. arterielle, 20. Tag. Neue Blutung 38. Tag	lig. a. brachialis 20. Tag, lig. a. subclavia 38. Tg.	Tod 38 Tag, der Verwundete starb bei der Operation	—	581 u. 595	18 15
—	2 wiederholte	lig. a. axillaris 14. Tag	geheilt	—	583	2
—	2. Blutung 22. Tag	lig. a. axillaris	geheilt	—	584	9
—	2. Blutungen. Neue Blutung 8 Tage später. Nochmals Blutung 41. Tag	lig. a. brachialis, lig. a. axillaris	Tod (Anaemie) 41. Tag	—	584 u. 592	2 5
—.	2. Blutungen 10. Tag. Neue Blutungen 20. Tag	Exarticulatio 10. Tag, lig. a. axillaris 20. Tag	Tod (Anaemie) 21. Tag	—	585 u. 15	11 59
—	2. Blutung 15. Tag	stand auf Digitalpression, prophylaktisch: lig. a. brachialis	geheilt	Pyaemie	586	1
—	2. Blutung 7. Tag. (Neue Blutung?)	lig. a. brachialis 7. Tag, Exarticulatio humeri 13. Tag	geheilt	—	587 u. 2	7 12
—	2. Blutung	lig. a. brachialis 6. Tag	geheilt	Amputatio humeri 14. Tg	588 u. 32	15 121
—	2. Blutungen	lig. a. brachialis, 4 Wochen nach der Verletzung	geheilt	—	589	24
—	2. Blutungen 8 u. 10. Tag. Später Blutungen aus dem peripherischen Ende	lig. a. brachialis 10. Tag	geheilt	—	589	30
—	2. starke, aus d. brandigen A. Zugleich venöse Bltg.	lig. a. brachialis 20. Tag und lig. einer Vene	geheilt	hohes Fieber, P. Morgens im Blute schwimmend bewusstlos vorgefunden	590	32
—.	2. Blutung, im Schlafe	lig. a. brachialis	geheilt	Bltg. e. bem. a. d. Blut durch d. Strohsack a. d. Steinboden u. d. Bette schl.	591	41
—	2. starke, arterielle, 16. Tg. Neue Blutung 17. Tag. Neue Blutung 23. Tag.	Tourniquet 16.T. lig. a. brachialis 17. Tag, Tamponade, Eis, digitalkompression 23. Tag	Tod (Verblutung) 23. Tag	—	592	6

Laufende Nr.	Geschoss.	Art der Verletzung.		Gefässverletzung.		1. Blutung.
107	(Gewehr)	Schussfractur	in der Nähe des Ellenbogengelenks.	(A. cubitalis?)	—	—
108	(Gewehr)	Fleischschuss	in der Mitte des rechten Oberarms. Blind endend.	(A. brachialis?)	—	—
109	(Gewehr)	Schussfractur	d. rechten Ellenbogengelenks mit starker Splitterung (Franzose.)	(A. cubitalis?)	—	—
110	(Gewehr)	Weichteilschuss.	des Oberarms, unteres ⅓. (Franzose)	(A. brachialis?)	—	—
111	(Gewehr)	Schuss	in d. linken Oberarm. (Franzose)	(A. brachialis od. Muskelast?)	—	—
112	(Gewehr)	Schuss	durch das rechte Ellenbogengelenk	(A. cubitalis)	Radialpuls erst 28. Tag wieder fühlbar	—
113	(Gewehr)	Schussfractur	d. l. humerus. Splitterung gering. E aussen. A innen.	(A. brachialis?)	—	—
114	Gewehr	Schusssplitterfractur	d. r. humerus. (Zugleich Streifschuss der rechten Brusthälfte)	(A brachialis?)	—	—

b. **Unter-**

1.

115	Mitraillensenverletzung.	Schusssplitterfractur	des linken Vorderarms	„Gefäss-	Zerreissung" (complet)	—
116	—	Schussfractur	Zertrümmerung d. rechten Handwurzel	A. brachialis dextra (??)	„zerrissen" (complet)	—
117	(Gewehr)	Schuss	in den linken Vorderarm u. Ellenbogen	—	—	—
118	(Gewehr)	Schussfractur	des linken radius	A. radialis	„verletzt"	—
119	(Gewehr)	Schussfractur	des linken radius	A. interossea	„zerrissen" (complet)	(1. Blutung?)

Behand-lung.	2. Blutung.	Behandlung.	Ausgang.	Bemerkungen	Sanitäts-Bericht 1870/71. Seite	№
—	2 arterielle 6. Tag	lig. a. brachialis 6. Tag	Tod 51. Tag	—	592	10
—	2. wiederholte. Die 3. am 10. Tag	lig. a. brachialis 10. Tag	Tod (Septicaemie) 22. Tag	Gangraen 11. Tag, Amputatio 22. Tag	593	16
—	2. Blutung 19. Tag	Amputatio 19. Tg.	Tod (Pyaemie) 29. Tag	—	77	1
—	2. Blutung 16. Tag	lig. a. brachialis 16. Tag	geheilt	—	594	10
—	2. Butungen 9. u. 11. Tg. Neue Blutung	lig. a. brachialis 11. Tag, lig. eines Muskelastes	Tod	—	595	5
—	2 starke, 13. Tag	lig. a. brachialis 13. Tag	—	42.Tag Wunde fast verheilt	595	2
—	2. arterielle, 59. Tag Neue Blutung bei plötzlicher Bewegung des Armes, 66. Tag	lig. a. axillaris 59. Tag, lig. a. subclavia und darauf lig. a. brach. in loco. Bltg. steht	Tod (Blutarmut, Durchfälle) 66.Tg.	—	Spez. 871	Thl. 131
—	2. starke, arterielle auf dem Transport	durch anhaltenden Druck auf d. a. axillaris gestillt, 13. Tag	Tod (Blutverlust) 13. Tag	—	Spez. 905	Thl. 295

arm.

—	—	—	geheilt	Brand, Amputatio humeri 12. Tag	24	57
—	—	—	geheilt	Amputatio humeri	49	278
—	Aneurysma spurium, „Neue Blutung" 14. Tag	lig. a. brachialis 11. Tag, lig. a. subclavia 14. Tag	geheilt	—	578 u. 583	3 5
—	—	—	Tod (Pyaemie) 34. Tag	Verjauchung, Amputatio humeri 18. Tg.	68	149
lig. a. bra-chialis. 1. Tag	—	—	geheilt	Nekrose, Amputatio anti-brachii 263. T.	587	9

II•

Laufende Nr.	Geschoss.	Art der Verletzung.		Gefässverletzung		l. Blu- tung.
120	(Gewehr)	Schussfractur	des Handgelenks	A. radialis	„zerschossen" (complet)	l. heftige
121	(Gewehr)	Schuss	durch d. Unterarm, unteres ⅓	A. ulnaris	—	l. Blutung. Neue Blutung
122	Gewehr	Schuss	durch den rechten Vorderarm	A. interossea	„verletzt"	—
123	(Gewehr)	Schussfractur	d. rechten Vorderarms	A. radialis	„zerrissen" (complet)	(l. Blutung?)
124	Gewehr	Schussfractur	der rechten ulna	(A. ulnaris)	—	l. starke
125	(Gewehr)	Schussfractur	Schuss durch d. l. Handgelenk (untere Radiusepiphyse)	A. radialis	—.	l.unmittelbare
126	(Gewehr)	Schuss	durch den rechten Vorderarm und Streifschuss am Oberarm	A. interossea int.	„verletzt"	—
127	(Gewehr)	Prellschuss	des rechten Unterarms, zugleich Schussfractur des rechten Oberschenkels	A. radialis	—	—.
128	(Gewehr)	Schussfractur	der rechten ulna	(A. ulnaris)	—	starke l. Bltgn. P. mehrmals ohnmächtig
129	(Gewehr)	Schussfractur	des linken radius, unteres ⅓	(A. radialis)	—	l. bedeutende, bald nach der Verletzung bis zur Ohnmacht
130	(Gewehr)	Schussfractur	der ulna, Mitte	(A. ulnaris?) Puls fühlbar	—	l. (?) bei ersten Verbänden starke arterielle (intermediär)

Behandlung.	2. Blutung.	Behandlung.	Ausgang.	Bemerkungen	Sanitäts-Bericht 1870/71.	
					Seite	№
Primärligatur a. brachialis	—	—	Tod 25. Tag	Pyaemie, Amputatio anti-brachii 17. Tag	591	2
lig. a. brachialis. 1. Tag. lig. a. ulnaris. 1. Tag.	—	—	geheilt	—	587 u. 596	8 6
—	Aneurysma diff. spurium. Oefters 2. Blutungen	lig. a. brachialis 22. Tag	geheilt	—	587	12
lig. a. brachialis. 1. Tag	—	—	geheilt	--	590	36
--	(2. Blutung?)	lig. a. brachialis 11. Tag, Blutung kehrt nicht wieder	geheilt	—	591	40
Primärligatur d. a. radialis auf d.Schlachtfelde	—	—	geheilt	Resectio man. part. 9. Tag	596	10
—	(2. Blutug?)	lig. a. radialis u. ulnaris (hohe Teilung), 8. Tag	geheilt	—	597	14
—	traum. Aneurysma der a. radialis	lig. a. radialis 49. Tag	geheilt	—	597	18
Eisbeutel	—	—	geheilt	(d.Mil.-Aerztl. Zeitschrift, B. V, H. Schmidt)	654	7
Tamponade, Eis hilft	Blutung wiederholt sich anfangs, später keine Blutungen mehr	—	geheilt	(d.Mil.-Aerztl. Z., B. V)	655	10
—	2. Blutungen 9. u. 10 Tag	Digitalkompression, Eis	geheilt	(d.Mil.-Aerztl. Z., B. V)	656	17

Laufende Nr.	Geschoss	Art der Verletzung.		Gefässverletzung.		l. Blutung.
						2.
131	Granate	Schussfractur	linke Hand im Handgelenk abgerissen	A. radialis und ulnaris	complet	—
132	Granatsplitter	Schussfractur	Zerschmetterung und Abreissung der linken Hand, nur d. Daumen bleibt übrig	A. ulnaris	complet	—
133	(Gewehr)	Schussfractur	des linken Vorderarms nahe dem Ellenbogengelenk	wahrscheinlich A. interossea comm.	von spitzem Knochenfragment angespiesst (partiell)	—
134	(Gewehr)	Schussfractur	d. linken radius, unteres $\frac{1}{3}$	A. radialis	„verletzt"	—
135	Granate	Schusssplitterfractur	des linken radius und ulna. Zerreissung der Weichteile. (Franzose)	A. interossea	complet?	—
136	Granate	Schussfractur	d. l. humerus. Abreissung des Unterarms. (Franzose)	A. radialis und ulnaris	complet	—
137	Granate	Schussfractur	Abreissung bezw. Zerschmetterung beider Vorderarme (Franzose)	A. radialis und ulnaris	complet	—
138	(Gewehr)	Schussfractur	d. l. Vorderarms. (Franzose)	A. interossea	„zerrissen" (complet)	(l. Blutung?)
139	(Gewehr)	Haarseilschuss	durch den linken Unterarm	—	—	—
140	Gewehr	Schussfractur	Zersplitterung d. l. ulna u. Fractur d. l. radius	—	—	l. alsbald nach der Verwundung
141	(Gewehr)	Schussfractur	der r. ulna (zugleich Fleischschuss in den r. Oberarm)	(A. ulnaris)	—	l.(?) starke arterielle, b. d. ersten Verbänden
142	Gewehr	Schussfractur	des linken Unterarms	—	—	l. nach d. Verwundung, starke

Behand-lung.	2. Blutung.	Behandlung.	Ausgang.	Bemerkungen	Sanitäts-Bericht 1870 71. Seite	№
Primär-Amputatio antibrachii	—	—	geheilt	—	86	19
—	—	—	geheilt	Amputatio antibrachii 4. Tag	89	44
—	2. wiederholt, 38. Tag	lig. a. interossea 43. Tag	geheilt	—	597	13
—	(2. Blutung?)	lig. a. radialis 4. Tag	Tod 15. Tag	—	598	1
—	2. starke, arterielle	Amputatio 6. Tag	geheilt	—	76	61
—	—	—	Tod 13. Tag (3. Blutung?)	Amputatio 5. Tag, lig. a. axillaris 13. Tag	80	29
Primär-Amputatio beider Vorder-arme	—	—	geheilt	—	391	4
lig. a. bra-chialis. 1. Tag	—	—	—	—	395	4
—	kleines Aneurysma 13. Tag, geringe art. 2. Blutung	steht nicht auf Druckverband, Umstechung	geheilt	—	Spez. 926	Thl. 15
d. Tam-pon gestillt	—	—	geheilt	—	Spez. 936	Thl. 84
—	2. Blutungen aus A. 11. u. 33. Tag	d. Fingerdruck, Eis, Hochlagerung gestillt	geheilt	—	Spez. 943	Thl. 132
d. Verband gestillt	—	—	geheilt	—	Spez. 956	Thl. 216

Laufende Nr.	Geschoss.	Art der Verletzung.		Gefässverletzung.	1. Blutung.	
143	(Gewehr)	Schussfractur	des rechten radius	(A. interossea)	—	—
144	Gewehr	Schussfractur	Zerschmetterung d. r. Radius, Kugel in der Nähe d. ulna zu fühlen	—	—	1. beträchtliche unmittelbar n. d. Verletzung
						3.
145	Gewehr	Weichteilschuss	am rechten Vorderarm	(A. radialis?)	—	—
146	(Gewehr)	Schussfractur	des rechten Vorderarms	—	—	—
147	Gewehr	Schussfractur	der ulna (Schuss in d. linke Handgelenk) Schussverl. a. Bauch und d. l. Hüfte	—	—	—
148	(Gewehr)	Schussfractur	des linken Unterarms	—	—	—
149	(Gewehr)	Schussfractur	d. r. Unterarms, oberes $\frac{1}{3}$, starke Zerschmetterung d. radius u. d. ulna	—	—	—
150	Gewehr	Schussfractur	Schuss in d. r. Ellenbogengelenk, Zersplitterung d. radius	—	—	—
151	Gewehr	Schussfractur	der linken ulna und radius	(A. ulnaris?)	—	—
152	Gewehr	Schussfractur	d. r. radius (comminutiv)	(A. radialis?)	—	—
153	(Gewehr)	Schussfractur	des linken Vorderarms am Handgelenk	—	—	—
154	(Gewehr)	Schussfractur	der linken ulna	(A. ulnaris?)	—	—
155	(Gewehr)	Schuss	durch den linken Vorderarm	(A. radialis?)	—	—
156	(Gewehr)	Schuss	durch d. l. Vorderarm, Schuss durch d. r. Unterschenkel, Prellschuss d. r. Brustseite	—	—	—
157	Gewehr	Fleischschuss	durch d. rechten Vorderarm	(A. radialis?)	—	—

Behand-lung.	2. Blutung.	Behandlung.	Ausgang.	Bemerkungen	Sanitäts-Bericht 1870 71. Seite	Nº
—	2. starke, arterielle 25. Tag, Schwellung 26. Tag, nach 2 Mon. traum. Aneurysma d. a. interossea	Druck, Hoch-lagerung	geheilt	—	Spez. 962	Tbl. 256
—	—	—	geheilt	Brand, Amput. antibr. 14. Tag	Spez. 982 u. V. 85	Tbl. 386 14
—	2. Blutungen, neue Blutung	lig. a. radialis, lig. a. brachialis 24. Tag, Amput. 27. Tag	geheilt	—	41 583 588	207 3 19
—	2. wiederholte, arterielle	Amput. 28. Tag	geheilt	—	41	210
—	2. Blutung 44. Tag	Amput. 45. Tag	geheilt	—	44	237
—	2. wiederholte	Amput. 12. Tag	geheilt	—	46	248
—	2. plötzliche, starke	Amputatio 7. Tag	Tod (Herzlähm. b.Pyaemie)40 Tg.	Schüttelfröste 19. Tag	55	35
—	2. wiederholte, starke, 53. u. 54. Tag (Anaemie)	Amputatio	Tod (eitrige Pleu-ritis) 68. Tag	Schüttelfröste, Pyaemie63Tg.	56	43
—	2. starke, arterielle aus der a. ulnaris	Amput. 84. Tag	Tod (Pyaemie) 117. Tag	Blutungen, Hospitalbr., Pyaemie	66	131
—	2. starke 35. Tag (Schüttel-fröste!!)	Exarticul. anti-brach. 35. Tag	geheilt	Schüttelfröste, st. Eiterung	83	1
—	2. starke a. d. Schusskanal 18.Tag, neue Bltg. 21.Tag	Amputatio anti-brachii 18. Tag	Tod (Blutverlust) 21. Tag	—	94	29
—	2. profuse, neue Blutung	lig. a. brachialis, lig. a. axillaris	geheilt	—	583 u. 588	3 19
—	2. Blutung a. d. a. radialis 8. Tag	lig. a. brachialis 8. Tag	geheilt	—	586	2
—	2. arterielle am Vorderarm, 16. und 17. Tag	lig. a. brachialis 17. Tag	geheilt	—	587	5
—	2. Blutung 12. Tag, neue Blutung 16. Tag	lig. a. brachialis 12. Tag, lig. a. radialis 16. Tag	geheilt	—	587 u. 596	11 8

Laufende Nr.	Geschoss.	Art der Verletzung.		Gefässverletzung.	1. Blutung.	
158	(Gewehr)	Schussfractur	des radius	(A. radialis?)	—	—
159	(Gewehr)	Schussfractur	durch d. l. Vorderarm mit Streifung des radius	(A. interossea?)	—	—
160	(Gewehr)	Schussfractur	der ulna und radius zwischen oberem u. mittlerem $\frac{1}{3}$	—	—	—
161	(Gewehr)	Schussfractur	d. l. Vorderarms, Streifschuss des Rückens und Schussfractur d. l. Kniegelenks	—	—	—
162	(Gewehr)	Fleischschuss	durch d. l. Vorderarm, Streifschuss durch d. r. Unterschenkel, Prellschuss d. l. Brustseite	(A. radialis?)	—	—
163	(Gewehr)	Fleischschuss	durch die Weichtheile des Oberarms, unteres $\frac{1}{3}$	(A. radialis und ulnaris? hohe Theilung)	—	—
164	(Gewehr)	Fleischschuss	durch den r. Vorderarm. A. Oberarm ohne Verletzung des Gelenks	(A. radialis und ulnaris?)	—	—
165	Gewehr	Schussfractur	durch d. l. Handgelenk, Zertrümmerung des radius (Franzose)	—	—	—
166	Gewehr	Schussfractur	des r. Vorderarms u. Ellenbogengelenks (Franzose)	—	—	—
167	Gewehr	Schusssplitterfractur	des l. radius (Franzose)	(A. radialis?)	—	—
168	(Gewehr)	Schuss	durch Vorderarm und Oberschenkel (Franzose)	(A. interossea?)	—	—
169	(Gewehr)	Schuss	durch das linke Ellenbogengelenk (Franzose)	—	—	—
170	(Gewehr)	Schussfractur	d. radius d. ulna (Franzose)	—	—	—
171	(Gewehr)	Schuss	durch das l. Handgelenk u. den Oberarm (Franzose)	—	—	—
172	(Gewehr)	Schussfractur	des r. Vorderarms, unteres $\frac{1}{3}$ (Franzose)	—	—	—
173	(Gewehr)	Schussfractur	des r. Vorderarms (Franzose)	—	—	—
174	(Gewehr)	Schuss	durch den rechten Vorderarm (Franzose)	—	—	—

Behandlung.	2. Blutung.	Behandlung.	Ausgang.	Bemerkungen	Sanitäts-Bericht 1870/71.	
					Seite	№
—	2. Blutung 26. Tag	lig. a. brachialis 26. Tag	geheilt	—	589	23
—	2. heftige, arterielle 9. Tag	lig. a. brachialis 9. Tag	geheilt	Amp. (Caries, Nekr.) 13. Tg.	591 u. 50	39 288
—	2. arterielle 8. Tag	lig. a. cubitalis 8. Tag	geheilt	—	590	33
—	2. Blutung 9. Tag	lig. a. brachialis 9. Tag	Tod	—	591	3
—	2. heftige aus d. Armwunde 17. Tag	lig. a. radialis 17. Tag	geheilt	—	596	3
—	2. Blutung 26. Tag	lig. a. radialis 29. Tag, lig. a. ulnaris 36. Tag	geheilt	—	596	11
—	2. heftige 10. Tag	lig. a. radialis u. ulnaris 10. Tag	geheilt	—	597	15
—	2. starke, arterielle 13. Tag	Amputatio antibrachii 13. Tag	geheilt	Phlegmone, Amp. humeri 92. Tag	71	8
—	2. Blutung 14. Tag	Amputat. humeri 14. Tag	geheilt	—	75	51
—	2. arter. Blutungen 11. Tag	Exarticul. 11. Tag	geheilt	—	83	1
—	2. Blutung, neue Blutung	lig. a. brachialis, lig. a. axill. 34. Tag	Tod (Pyaemie) 47. Tag	—	586 u. 594	2 2
—	2. starke aus der Tiefe des Vorderarms, neue Bltg.	lig. a. brachialis, Tamponade	geheilt	Resectio humeri 13. Tag	593	2
—	2. starke, arterielle 12. Tag	lig. a. brachialis 12. Tag	geheilt	—	593	3
—	2. Blutung 22. Tag	lig. a. brachialis 22. Tag	geheilt	—	594	8
—	2. Blutung 9. Tag	lig. a. brachialis 9. Tag	geheilt	—	594	9
—	2. Blutungen	lig. a. brachialis 17. Tag	Tod (Blutungen) 18. Tag	—	595	4
—	2. Blutung 44. Tag	lig. a. brachialis 44. Tag	—	—	595	1

Laufende Nr.	Geschoss.	Art der Verletzung.	Gefässverletzung.		1. Blutung.
175	(Gewehr) Fleischschuss	durch den linken Vorderarm	--	—	—
176	(Gewehr) Schuss	durch das spatium interosseum des l. Vorderarms	(wahrscheinlich a. interossea)	—	- -
177	Gewehr Schussfractur	der r. ulna (zugleich Streifschusswunde über d. r. Auge)	(A. ulnaris?)	—	—
178	Gewehr Schussfractur	der linken ulna	(A. ulnaris?)	—	—
179	Gewehr Schussfractur	der linken ulna	(A. interossea?)	—	—
180	Gewehr Schussfractur	Zerschmetterung d. r. radius	(A. interossea?)	—	—
181	(Gewehr) Schussfractur	d. rechten radius, mittleres ⅓	(A. radialis?)	—	—
182	(Gewehr) Schussfractur	der r. ulna, von ulnar- nach radialwärts durch d.Streckseite	—	—	—
					c.
					1.
183	(Gewehr) Schussfractur	Schusswunde des l. Zeigefingers, Köpfchen der 2. Phalanx zertrümmert	—	—	1. Blutung
184	(Gewehr) Schuss	durch die rechte Hand	„Gefäss-	verletzung"	—
185	(Gewehr?) (Schuss)	Verwundung der r. Hand	—	—	1. Blutung
186	(Gewehr?) (Schuss)	Verletzung der Hand	A. radialis	„zerrissen" (complet)	(1. Bltg.?)
187	(Gewehr) Schussfractur	durch die rechte Hand, Fractur des 5. Fingers	—	—	1.arterielle
188	Gewehr Schussfractur	durch die linke Handwurzel v. d. Beuge- z. Rückseite	—	—	1. starke

Behandlung.	2 Blutung.	Behandlung.	Ausgang.	Bemerkungen	Sanitäts-Bericht 1870/71. Seite №	
—	2. starke	steht auf Druck 6. Tag	geheilt	—	Spez. 924	Thl. 5
—	2. 3mal starke, arterielle	Aderpresse (Schwell.), Druck auf a. axill., Compressionsverband	geheilt	—	Spez. 925	Thl. 12
—	2. starke, arterielle	steht auf Druck u. Tamponade 7.Tag	geheilt	—	Spez. 951	Thl. 183
—	6. Tag starke Schwellung, 12. Tag Durchtränkung d. Gypsverbandes mit Blut	—	geheilt	—	Spez. 953	Thl. 197
—	2 Blutungen	lig. a. interossea	geheilt	—	Spez. 956	Thl. 214
—	2. starke beim Verrücken d. Armes aus d. a. interossea 12. und 15. Tag	d. Fingerdruck a. d. a. brachialis u. Druckverband mit Mühe gestillt	geheilt	—	Spez. 957	Thl. 223
—	2. starke, arterielle 13. Tag, wiederholt sich mehrmals trotz Druckverbandes u.Eis	lig. a. brachial. erfolgreich 48. Tag	geheilt	—	Spez. 961	Thl. 254
	2. beträchtl. nach Spaltung d. oberen Wunde wegen Schwellung 4. Tag	—	Tod 35. Tag	spät.Jauchung	Spez. 963	Thl. 263

Hand.

—	—	—	geheilt	Amp. d. Zeigefingers 1. Tag	117	162
—	2. Bltg 9. Tag, neue Bltg.	lig. a. brachialis 9.Tag, Amputatio humeri 13. Tag	Tod (Blutung) 20. Tag	—	591 u. 54	4 30
Primärlig. d. a. brach.	—	—	geheilt	—	586	3
lig.a.brach. (primär?)	—	—	geheilt	—	590	31
Primärlig. d. a. radial. u. ulnaris	—	—	geheilt	—	597	12
—	—	—	geheilt	—	730	75

Laufende Nr.	Geschoss.	Art der Verletzung.		Gefässverletzung.		I. Blutung.
						2.
189	(Gewehr)	Schussfractur	des linken 4. Fingers	„Arterien	zerstört"	—
190	(Gewehr)	Schussfractur	in die geballte Hand, Zerschmetterung des Ringfingers	A. dorsalis	—	—
191	(Gewehr)	Schuss	Wunde am l. Handrücken	—	—	l. starke n. d. Verwundung
192	Gewehr	Schussfractur	Splitterung zweier Mittelhandknochen	„Gefäss-	verletzung"	—
						3.
193	(Gewehr)	Schussfractur	Schuss in die l. Mittelhand, Splitterung des Daumens	—	—	—
194	(Gewehr)	Schussfractur	des rechten Mittelfingers	—	—	—
195	(Gewehr)	Schuss	durch das linke Handgelenk	(A. radialis?)	—	—
196	Granatsplitter	Schussfractur	der vola manus sinistr. mit Fractur u. Gangraen des Zeigefingers, Streifschuss des 3. u. 4. r. Fingers, Schussfractur des rechten Unterkiefers	—	—	—
197	(Gewehr)	Schussfractur	durch d. r. Mittelfinger, Eröffnung des Gelenkes zwischen 2. und 3. Phalanx	—	—	—
198	Granatsplitter	Schussfractur	Zerschmetterung der Handwurzel und Mittelhandknochen (zwischen radius und ulna hindurch)	(arcus volaris?)	—	—
199	(Gewehr)	Fleischschuss	durch die Musculatur zwischen 1. und 2. linken Mittelhandknochen	(Rückenast der A. radialis?)	—	—
200	(Granate ?)	Schussfractur	Zerschmetterung der linken Handwurzel	—	—	—
201	Gewehr	Schussfractur	des 3. rechten Mittelhandknochens	(arcus volaris)	—	—

Behand-lung.	2. Blutung.	Behandlung.	Ausgang.	Bemerkungen.	Sanitäts-Bericht 1870/71.	
					Seite	№
—	—	—	geheilt	Exarticul. im Metacarpopha-langealgelenk	119	175
—	2. Bltg. (?) (Schüttelfröste)	Tamponade	geheilt	Exarticulatio 6. Woche	663	I.F. B.
Ligatur mehrerer spritzend. Gefässe	—	—	geheilt	Resektion der Mittelhand-knochen	Spez. 934	Tbl. 68
—	2. Blutungen	lig. arcus volaris	geheilt	—	Spez. 968 V. 596	Tbl. 302 9
—	2. wiederholte, arterielle	Amput. 13. Tag	Tod (Pyaemie) 24. Tag	—	52	9
—	2. Blutung	Amputatio des r. Mittelfingers in d. 1. Phalanx 39.Tag	geheilt	—	118	172
—	2. Blutung aus d. a. radialis 26. Tag	lig. a. radialis 26. Tag, zugl. Hand-gelenkresektion	geheilt	—	595	1
—	2. Blutung a. d. vola manus 3. Tag	lig. a. ulnaris 3. Tag	geheilt	—	597	17
—	2. wiederholte	intermediäre Am-putation	geheilt	—	663	I.F. Cl.
—	2. Blutungen	lig. arcus volaris	geheilt	—	Spez. 728	Tbl. 58
—	2. starke, 7. Tag	Druckverb. u. Eis	geheilt	—	Spez. 931	Tbl. 47
—	2. Bltg. aus kleiner Arterie	durchLigatur gest.	geheilt	—	Spez. 965	Tbl. 281
—	2. Blutungen am 12. u.15 Tag aus dem arcus volaris	beidemal durch Eisenchlorid gest.	geheilt	—	Spez. 966	Tbl. 286

Laufende Nr.	Geschoss.	Art der Verletzung.		Gefässverletzung.		1. Blutung.
202	Gewehr	Schussfractur	des rechten 1. u. 2. Mittelhandknochens	—	—	—

III. Untere
a. Ober-
1.

Laufende Nr.	Geschoss.	Art der Verletzung.		Gefässverletzung.		1. Blutung.
203	Granate	Schussfractur	völlige Zerschmetterung der rechten femur und der rechten Hand	(A. femoralis)	—	l. ausserordentl. Blutverl.
204	Granate	Schussfractur	Zerschmetterung der linken femur	(A. femoralis)	—	l. grosser Blutverl.
205	(Gewehr)	Schuss	durch d. rechten Oberschenkel	„Arterien-A. femoralis?	Verletzung"	—
206	(Granate ?)	Weichteilschuss	Zerstörung der Weichteile am Ober- u. Unterschenkel	„Arterien" A. femoralis?	„zerstört" (complet ?)	—
207	(Gewehr)	Schussfractur	der Diaphyse des linken Oberschenkels	A. profunda femoris	„verletzt"	—
208	Gewehr	Schuss	durch d. rechten Oberschenkel	„die grossen Gefässe", a femoralis	„zerrissen" (complet)	—
209	(Gewehr)	Weichteilschuss	durch d. rechten Oberschenkel	(A. femoralis)	—	l. heftige, auf dem Schlachtf.
210	(Gewehr)	Fleischschuss	in der Mitte d linken Oberschenkels	A. fem. ext. o. femoralis	complet partiell	—
211	(Gewehr)	Schussfractur	des linken Oberschenkels	(A. femoralis)	—	—
212	(Gewehr)	Fleischschuss	durch den rechten Oberschenkel, 3 Finger breit über dem Knie	A. femoralis	—	—
213	(Gewehr)	Haarseilschuss	in der Mitte des rechten Oberschenkels	A. femor. ext.	—	—
214	(Gewehr)	Schussfractur	des rechten caput femoris, E. Mitte unter der lig. Poupartii, A. fehlt	(A. femoralis)	—	—

Behand-lung.	2. Blutung.	Behandlung.	Ausgang.	Bemerkungen	Sanitäts-Bericht 1870/71. Seite	№
—	2. Blutungen nach unbedeut. Hustenanfällen, 7. u. 14. T.	Druck, Eisenchlorid, Eis, Digitalis innerlich	geheilt	—	Spez. 971	Thl. 323

Extremität.
schenkel.

Exarticulatio fem. 1. Tag	—	—	Tod unmittelbar n. d. Operation	—	150	7
1. Exarticulat. fem., wegen Blutverl.	—	—	Tod am selben Tag (Anaemie)	—	150	10
—	—	—	Tod am Tage der Operation	Amp. femoris 15. Tag	202	170
1. Tag, Amputatio	-	—	Tod 1. Tag, Erschöpfung	—	240	574
—	—	—	Tod 113. Tag Pyaemie	Amp. femoris 109. Tag	249	672
—	—	—	geheilt	Gangraen, Exarticul. genu.	289	3
—	2. Blutung 10. Tag	lig. a. femoralis 10. Tag	Tod (Pyaemie) 35. Tag	Pyaemie, Amputatio 19. Tg.	608 u. 194	19 85
—	diffus traum. Aneurysma, 2. Blutung 25. Tag, neue Blutungen u. Amput. fem.	lig. a. femoralis 25 Tag	Tod 82. Tag	Gangraen (in beid. Arterienenden Gerinnsel)	611	38
—	traum. Aneurysma	lig. a. femoralis 65. Tag	Tod 112. Tag (Jauchung)	Gangraen, Amp. 109. Tg.	621 u249	126 672
—	traum. Aneurysma, 2. Bltgn.	lig. a. iliaca ext. 15. Tag	geheilt	—	598	1
—	traum. Aneurysma 20. Tag	lig. a. iliaca ext. 20. Tag, neue Blutungen	Tod (Anaemie) 35. Tag	—	599	3
—	traum. Aneurysma (sofort?) 2. Blutungen 8. Tag	lig. a. iliaca ext. 1. Tag, lig. a. fem. u. profunda 9. Tag	Tod (Pyaemie) 9. Tag	Transfusion	600 635 u. 619	11 b. 2 112

III

Laufende Nr.	Geschoss.	Art der Verletzung.		Gefässverletzung.		1. Blutung.
215	Gewehr	Weichteil-schuss	in den linken Oberschenkel	(A. femoralis)	—	—
216	(Gewehr)	Schuss	in den linken Oberschenkel	„Gefässe" (A. femoralis?)	„verletzt"	—
217	Gewehr	Weichteil-schuss	des linken Oberschenkels, zwischen oberem u. mittlerem ⅓	A. femoralis	„zerrissen" (complet)	—
218	(Gewehr)	Schuss	in den Oberschenkel	(A. femoralis)	—	(1. Blutung?)
219	Granat-splitter	Weichteil-schuss	des rechten Oberschenkels	A. femoralis dext.	„verletzt"	—
220	(Gewehr)	Schuss	durch d. rechten Oberschenkel	A. femoralis profunda	„eingerissen und arrodiert" partiell	—
221	(Gewehr)	Schuss	in den linken Oberschenkel	A femoralis	„verletzt"	—
222	(Gewehr)	Fleischschuss	durch den rechten Oberschenkel, mittleres ⅓	A. femoralis vordere Wand	„durchschossen", partiell	—
223	(Gewehr)	Schuss	in den rechten Oberschenkel	(A. femoralis)	—	·—
224	(Gewehr)	Weichteil-schuss	durch die Mitte des linken Oberschenkels	(A. femoralis oder Muskelast)	—	1. starke, auf dem Schlachtf.
225	(Gewehr)	Schuss	durch die obere Hälfte des rechten Oberschenkels	A. femoralis	„kleine Oeff-nung", partiell	—
226	Granate	Fleischschuss	des rechten Oberschenkels, (einfache Schusswunde d. linken Oberschenkels)	A. femoralis	„verletzt"	(1. Blutung?)
227	(Gewehr)	Schussfractur	des linken Oberschenkels, zwischen mittlerem und oberem ⅓	(A. femoralis)	—	1. starke, unmittelb. n. d. Verletzung
228	(Gewehr)	Fleischschuss	durch den rechten Oberarm u. beide Oberschenkel	(A. femoralis)	—	—
229	(Gewehr)	Schussfractur	des rechten Oberschenkels	(A. femoralis)	—	1.Blutung. starke, art.
230	(Gewehr)	Schuss	in die innere Seite d. rechten Oberschenkels	(A. femoralis)	—	—

Behandlung.	2. Blutung	Behandlung.	Ausgang.	Bemerkungen	Sanitäts-Bericht 1870/71.	
					Seite	$\mathcal{N}$
—	Aneurysma	lig. a. femoralis	geheilt	—	602	3
—	Aneurysma traum.	Operation des Aneurysma der A. femoralis	geheilt	—	604	14
—	Aneurysma	lig. a. femoralis, Spaltung d.Sackes 17. Tag	geheilt	—	604	16
Primärlig. a. femoral.	—	—	geheilt	—	605	26
2. Tag, lig. a. femoral.	—	—	geheilt	—	606	29
—	mehrere 2. Blutungen, neue sehr starke 2.Bltg. 16. T.	durch Digitalcompression gestillt, lig. a. fem. 16. Tag	Tod (Anaemie) 18. Tag	—	609	23
—	—	lig. a. fem. 10 Tag	Tod 11. Tag	—	609	27
—	Aneurysma traum.	lig. a. fem. 19. Tag	Tod (Erschöpfung) 40. Tag	Ruhr 21. Tag	612	48
—	Aneurysma traum. 2. Bltg.	lig. a. femoralis	Tod (Blutung) 10. Tag	—	612	53
—	2. Blutung 14. Tag, neue Blutung	lig. a fem. 14.Tag, Muskelast ligiert, Blutung steht	Tod (Pyaemie) 28. Tag	—	613	56
—	2 Blutungen 10. u. 22. Tag, neue Blutung 25. Tag	lig. a. fem. 22.Tag, lig. in der Wunde, Seitenast ligiert, Blutung steht	Tod 31. Tag	—	614	65
Primärlig. d. a. femor.	—	—	Tod 2. Tag	Gangraen 1. Tag	614	66
—	2. Blutung 16. Tag, neue Blutungen 24. Tag, neue Bltg. 29. Tag, (Jauch.)	lig. a. fem. 16.Tag, lig. misslingt, Tamponade mit Liquor ferri	Tod (Erschöpfung) 32. Tag	Jauchung	614	73
—	Aneurysma traum. 2. Blutung 15. Tag	lig. a. fem. 15. Tag	Tod (Verblutung) 22. Tag	—	615	77
Primärlig. a. femoralis	—	—	Tod bald n.d.Operation (Erschöpf.)	—	615	74
—	traum. Aneurysma, 2. Blutung 31. Tag, neue starke Blutung 46. Tag	lig. a. fem. in loco 31.Tag,lig. a. fem. in d. Leistenbeuge	Tod (Anaemie) 48. Tag		615	82

Laufende Nr.	Geschoss.	Art der Verletzung.		Gefässverletzung.		1. Blutung.
231	Gewehr	Fleischschuss	durch die l. Gesässfalte und die Weichteile des rechten Oberschenkels	A. profunda femoris 3 cm unter ihrem Abgang	„zerrissen" (complet)	1. reichliche auf dem Schlachtf. (Obersch.)
232	(Gewehr)	Fleischschuss	durch d. rechten Oberschenkel	„grossen Gefässe" A. femoralis und V. femoralis	„zerrissen" (complet)	—
233	(Gewehr)	Weichteilschuss	des linken Oberschenkels	(A. femoralis)	—	—
234	Gewehr	Weichteilschuss	des linken Oberschenkels	(A. femoralis)	—	(1. Blutung?)
235	Gewehr	Fleischschuss	in den linken Oberschenkel	(A. femoralis)	—	—
236	Granatsplitter	Schussfractur	Zerschmetterung des rechten Oberschenkels	(A. femoralis)	—	(1. Blutung?)
237	(Gewehr)	Weichteilschuss	am rechten Oberschenkel	A. u. V. femoralis	„zerrissen" (complet)	(1. Blutung?)
238	(Gewehr)	Schuss	in den rechten Oberschenkel	(A. femoralis)	—	—
239	Gewehr	Weichteilschuss	des linken Oberschenkels	(A. femoralis)	—	„keine weitere Blutung n. d. Ligatur", also starke 1.
240	Gewehr	Schuss	durch beide Oberschenkel, (Fahrlässigkeit beim Gewehrputzen)	A. femoralis zwischen oberem und mittleren ⅓	„zerrissen" (complet)	(1. Blutung?)
241	(Gewehr)	Weichteilschuss	des linken Oberschenkels	A. femoralis	1,5 cm weit geschlitzt, partiell	—
242	(Gewehr)	Fleischschuss	durch d. linken Oberschenkel	(A. femoralis)	—	1. starke, auf dem Schlachtf.
243	(Gewehr)	Schussfractur	des ganzen mittleren ⅓ der l. femur	Rami perforantes d. a. profunda femoris	durch Splitter zerstört	1. bedeut. Schwellung, Zellgewebe mit Blutinfiltr. (innere)
244	(Gewehr)	Schussfractur	des collum femoris	A. profunda fem.	„verletzt"	—

Behand-lung.	2. Blutung.	Behandlung.	Ausgang.	Bemerkungen	Sanitäts-Bericht 1870/71. Seite | №
—	2. Bltg. 10. Tag (Aneurysma)	lig. a. fem. 11 Tag	Tod (Anaemie) 13. Tag	—	616 | 84
—	Aneurysma traum. art. et venae femoralis	—	—	—	616 | 89
—	Aneurysma traum. 2. Bltg.	lig. a. et v. fem. 17. Tag	Tod 26. Tag (Pyaemie)	—	617 | 90
Primärlig. a. femoral.	—	—	Tod (Pyaemie) 9. Tag	—	617 | 97
—	Aneurysma traum. 3. Tag	lig. a. fem. 3. Tag	Tod 8. Tag	Gangraen	618 | 102
Primärlig. a. femoral.	—	—	Tod, Shok und Anaemie 1. Tag	—	619 | 109
Primärlig.	2. Blutungen (Gangraen)	—	Tod 15. Tag	Gangraen	620 | 115
—	Aneurysma traum. 2. Bltg.	lig. a. femoralis	Tod 14. Tag, Blutung	—	621 | 124
Primärlig.	—	—	Tod an Erschöpfung infolge Blutverlust an demselben Tage	—	621 | 125
Primärlig.	—	—	Tod 2 Stunden n. d. Operation	—	621 | 128
—	traum. Aneurysma, 2. Blutung 15. Tag	lig. a. fem. 15. Tag	Tod (Pyaemie) 31. Tag	Gangraen, Pyaemie	621 | 129
- -	Aneurysma und 2. Blutung 9. Tag (Schüttelfröste!!)	lig. a. fem. 9. Tag	Tod am Tage d. Operation 9. Tag	Schüttelfröste	623 | 144
Eis	—	—	Tod (Pyaemie) 13. Tag	—	677 | 171
—	heftige 2. Bltg. 11. Tag	Digitalkompr. der a. fem., n. 48 St. steht die Blutung vollständig	Tod (sept. Fieber) 14. Tag	—	679 | 183

Laufende Nr.	Geschoss.	Art der Verletzung.		Gefässverletzung.		1. Blutung.
245	(Gewehr)	Schussfractur	des rechten femur, mittleres ⅓, Splitterung	„einzelne Gefässe"	„beschädigt"	—
246	(Gewehr)	Schussfractur	d. linken femur, mittl. ⅓, Kugel steckt	A. profunda fem.	„verletzt"	—
247	(Gewehr)	Schussfractur	der Mitte d. rechten femur, Splitterung	(A. femoralis)	—	1.(?) anfangs Blutungen
						2.
248	Granate	Schussfractur	d. linken femur bis zum collum, Muskulatur am oberen Theil weggerissen	(A. femoralis)	(complet)	1. starke, b. d. Verwundung
249	Granate	Schussfractur	Wegreissung des linken Oberschenkels	A. femoralis	complet	—
250	(Granate)	Schussfractur	Abreissung d. rechten Ober- und linken Unterschenkels	A. femoralis, A. tib. ant., post., u. peronaea	complet	—
251	(Gewehr)	Weichteilschuss	des linken Oberschenkels. mittleres ⅓	A. femoralis	in vorderer Wand defekt von 1,5 cm, partiell	—
252	(Gewehr)	Schuss	Verletzung des linken Oberschenkels und der rechten Hand durch denselb.Schuss	A. femoralis	Substanzverlust von 2 cm, partiell	—
253	(Gewehr)	Fleischschuss	Wunde des rechten Oberschenkels, handbreit über der Kniekehle, kein A.	A. femoralis	Kugel hatte die hintere Wand geöffnet partiell	—
254	(Gewehr)	Schuss	Wunde in der l. Schenkelbeuge	A. femoralis,	3 cm lang, halb durchtr., partiell,	—
				V. femoralis	complet	
255	(Gewehr)	Weichteilschuss	durch d. linken Oberschenkel, mittleres ⅓	Ast d. a. profunda femor	„durchschossen", (complet)	—
256	Gewehr)	Schuss	Durch den Oberschenkel	(A. femoralis)	—	Blutung 1. od. 2. ?

Behandlung.	2. Blutung.	Behandlung.	Ausgang.	Bemerkungen	Sanitäts-Bericht 1870/71. Seite	№
·-	2. Blutung 11. Tag, neue Blutung 15. Tag	Compress. d. a. femor. 11. Tag, Compression	Tod 20. Tag	17. Tag Schüttelfröste	679	185
—	2. starke, aus E. 45. Tag, nach 12 Stunden neue Bltg.	Digitalkompress., stundenl. Digitalkompression	Tod (Pyaemie) 5¾. Tag	gr. Schwäche, Pyaemie	679	186
—	—	—	Tod 113. Tag, a. d. Transp. i d. Heimath (Callus frisch gebrochen)	Resection der Bruchenden 19. Tag	683	210
Primär-Exarticul.	—	—	Tod (Erschöpfung) 1. Tag	—	151	14
Primär-Amputatio oberes ⅓	—	—	geheilt	—	184	314
Prim.-Amputat. fem. et cruris	—	—	geheilt	—	387	6
—	2. Blutung 8. Tag, neue Blutungen 37.-40. Tag, (Eiterung!!)	lig. a. fem. 9. Tag lig. a. iliaca ext. 40. Tag	Tod (Anaemie) 42. Tag	Eiterung	599 u. 609	2 21
—	2. Blutung 9. Tag, neue Blutungen	lig. a. fem. ext. 9. Tag, lig. a. fem. comm. 11. Tag, lig. a. iliaca ext. 17. Tag	Tod (Erschöpfung) 19. Tag	neue Blutung, Amp. 19. Tag	600 u. 619	12 113
—	2. starke, arterielle, 7. Tag	lig. a. fem. 7. Tag	geheilt	Gangraen, Amputatio	606	32
—	2. Blutung, 9. und 10. Tag	lig. a. fem. 10. Tag	Tod (Collaps) 11. Tag	—	612	47
—	2. Blutung 3. Woche	lig. a. femoralis	Tod 34. Tag	—	623	143
lig. d. a. femoralis comm.	—	—	Tod nach 9 Tg. (Ruhr)	Ruhr	623	145

Laufende Nr.	Geschoss.	Art der Verletzung.		Gefässverletzung.		l. Blutung.
257	(Gewehr)	Schuss	Wunden d. linken u. rechten Oberschenkels	Vena femoralis	erbsengrosse Wunde in ihrer vorderen Wand, partiell	—
258	Granate	Schussfraetur	des r. Femur (Franzose)	„grossen Venen"	„verletzt"	—
259	(Gewehr)	Fleischschuss	durch den r. Oberschenkel (Franzose)	(A. femoralis)	—	l. starke arterielle
260	(Gewehr)	Schussfractur	des l. femur unterhalb des trochanter major(Franzose)	A. femoralis	erbsengrosses Loch in der Wand, partiell	—
261	(Gewehr)	Weichteilschuss	durch den r. Oberschenkel (Franzose)	(A. femoralis)	—	l. starke, auf dem Schlachtf.
262	(Gewehr)	Weichteilschuss	durch den l. Oberschenkel (Franzose)	A. femoralis	„verletzt"	—
263	Gewehr	Schuss	Verletzung d. Oberschenkels (Franzose)	A. u. V. femoralis	„verletzt"	—
264	Granate	—	Verletzung d. Oberschenkels (Franzose)	„Gefässzer	reissung"	l. Blutung
265	Granate	—	Verletzung d. Oberschenkels (Franzose)	„Gefässzer	reissung"	l. Blutung
266	Sprengstück	Schussfractur	Zerschmetterung des Oberschenkels (Franzose)	(A. femoralis)	—	l. Blutung
267	(Gewehr)	—	kurzer Schusskanal in der Gegend d. trochanter major	—	—	l.(?) mehrfache heft. in d. ersten Tagen
268	Gewehr	Schuss	in d. l. Oberschenkel, Mitte	wahrscheinlich grosse Vene	„verletzt"	—
269	Gewehr	Schuss	in d. r. Oberschenkel, Mitte, A. Hinterfläche	A. femoralis	„verletzt"	—

Behand-lung.	2. Blutung.	Behandlung.	Ausgang.	Bemerkungen	Sanitäts-Bericht 1870 71.	
					Seite	№
—	2. Blutung 40. Tag, neue Blutung, Verblutung	lig. a. fem. 40. Tag	Tod (Verblutung) 40. Tag	—	623	147
—	—	—	Tod 12 Stunden n. d. Operation	Exarticulatio	151	1
—	—	—	Tod 31. Tag (Gangraen)	Gangraen, Amputatio	363	40
—	2. Blutungen 13 u. 14. Tag, Blutung aus der Ligatur- stelle 22. Tag	lig. a. fem. comm. 14. Tag, lig. a. iliaca ext. 22. Tag	Tod (Pyaemie) 23. Tag.	—	602 u. 629	6 32
—	2. Blutungen 9. und 10. Tag	lig. a. fem. 10. Tag, rasche Heilung	geheilt.	—	624	3
—	(2. Blutung?)	lig. a. fem. 10. Tag	Tod 11. Tag	—	628	24
—	—	lig. a. femoralis (wann?)	Tod (Gangraen)	Gangraen	630	48
Primär- ligatur d. a. femor. in loco, Bltg. steht	—	—	Tod direkte Folge d. schweren Verl.	—	630	50
Primär- ligatur d. a. femor. in loco, Bltg. steht	—	—	Tod direkte Folge d. schweren Verl.	—	630	51
Primär- ligatur d. a. femor., zentral. Bltg. steht	—	—	Tod direkte Folge d. schweren Verl.	—	631	52
—	2. sehr starke 24. u. 25. Tag	—	Tod (Pyaemie) 90. Tag	Pyaemie, Erschöpfnng	Spez. 574	ThL XVII.
—	—	—	geheilt	—	Spez. 1013	ThL 2
—	Aneurysma nach 2 Monaten. Soll unter der Haut ge- platzt sein	lig. a. femoralis	geheilt	Brand a. Unter- schenkel und Fuss	Spez. 1015	ThL 16

Laufende Nr.	Geschoss.	Art der Verletzung.		Gefässverletzung.		1. Blutung.
270	Gewehr	Schuss	aus grosser Nähe in d. Oberschenkel, A. fehlt	A. femoralis Muskelast?	nicht verletzt	1. anfangs beträchtl., und innere
271	Gewehr	Schussfractur	Zerschmetterung d. l. femur, E. vorn, A. fehlt	(V. femoralis?)	—	1. gleich n. d. Verletz., starke venöse
272	Gewehr	Schussfractur	des femur, oberes ⅓	A. ischiatica	„zerrissen" (complet)	—
273	Granate	Schussfractur	d. l. femur, oberes ⅓ und Fleischschuss in d. l. Oberschenkel durch d. gleiche Geschoss	ausgedehnte Zerreissung d. Weichteile a. d. Rücks. d. r. Obersch.	—	1. bedeut.
274	Granate	Schusssplitterfractur	d. l. femur, oberes ⅓ und Weichteilschuss in den r. Oberschenkel	(A. femoralis)	—	1. bedeut., P. blass u. pulslos
275	Gewehr	Schussfractur	d. r. femur, oberes ⅓, E. aussen, A. fehlt	(A. femoralis)	—	1. bis zum 2. Tag st. Schwellung und Blutunterl. (innere)
276	Gewehr	Schusssplitterfractur	d. rechten femur, E. innen, A. aussen	A. (?) u.V. femor.	„zerrissen" (complet), Radialpuls fehlt	1. wahrscheinlich. höchste Erschöpf. u. Blutleere am Morgen n. d. Schlacht
277	Gewehr	Schussfractur	d. l. femur, mittl. ⅓, Schuss durch d. r. Knie und d. r. Unterschenkel, unteres ⅓	(A. femoralis)	—	1. sehr starke
278	Gewehr	Schusssplitterfractur	d. femur, E. hinten, A. innen	A. femoralis	„lochförm. angeschossen", partiell	—
279	Gewehr	Schussfractur	d. l. femur, E. oberes ⅓, A. am anus	(A. femoralis)	—	1. innere, gleich anf. st.Schwell.
280	Gewehr	Schussfractur	d. linken femur, mittleres ⅓, Splitterung	(A. femoralis)	—	1. starke sofortige
281	Gewehr	Schusssplitterfractur	des r. femur, mittleres ⅓, E aussen, A. innen	(A. femoralis)	—	1. starke, gleich n. d. Verletz.

Behandlung.	2. Blutung.	Behandlung.	Ausgang.	Bemerkungen.	Sanitäts-Bericht 1870/71. Seite	ℳ
stand bald	—	—	geheilt	ganze Schenkelbeuge d. Blutergüsse beträchtl. aufgetrieben	Spez. 1027	Thl. 73
—	—	—	Tod (Lungenkatarrh) 21. Tag	—	Spez. 1048	Thl. 182
—	2. starke arter. ungef. 30. Tg., Blutung wiederholt sich	Druck ohne Erfolg	Tod cc. 35. Tag	—	Spez. 1049	Thl. 184
—	—	—	Tod d. Blutverl. 5. Tag	—	Spez. 1049	Thl. 185
—	—	—	Tod d. Blutverl. 3. Tag	—	Spez. 1050	Thl. 191
—	—	—	Tod (Pyaemie) 26. Tag	Pyaemie 19 Tag	Spez. 1057	Thl. 227
—	—	—	Tod 3. Tag	Brand 2. Tag	Spez. 1063	Thl. 258
—	kleine 2. Blutung 4. Tag (Brand!!)	—	Tod 5. Tag	Brand 4. Tag	Spez. 1080	Thl. 345
—	—	—	Tod (Pyaemie) 42. Tag	Pyaemie 3. Woche	Spez. 1066	Thl. 264
— —	2. starke Blutungen	d. Druck gestillt, P. ersehöpft 8. Tg.	Tod (Verblutung) 42. Tag	—	Spez. 1066	Thl. 266
—	—	—	Tod im 2. Mon. erschöpf. Eiterung	—	Spez. 1082	Thl. 353
Charpieverband, Druck	—	—	Tod (Septicaemie) 19. Tag	—	Spez. 1080	Thl. 348

Laufende Nr.	Geschoss.	Art der Verletzung.		Gefässverletzung.		1. Blutung.
282	Gewehr	Schussfractur	des r. femur, mittleres $\frac{1}{3}$	A. femoralis	von Knochenfragment angestochen, part.	—
283	Gewehr	Schussfractur	d. r. femur, unteres $\frac{1}{3}$, E. hinten, A. vorn, aussen	(A. femoralis)	—	1. reichl. Bluterguss um A
284	Gewehr	Schusssplitterfractur	d. l. femur, unteres $\frac{1}{3}$, E. innen, A. aussen	A. femoralis	d. Knochensplitter angebohrt, partiell	—
285	Gewehr	Schusssplitterfractur	d. r. femur, unteres $\frac{1}{3}$, E. vorn, A. hinten	(A. femoralis)	—	1. starke auf dem Schlachtf aus E
286	Gewehr	Schusssplitterfractur	d. r. femur, unteres $\frac{1}{3}$, E. innen, A. aussen	(A. femoralis)	—	1. grosse, P. sehr blutarm
287	Gewehr	Schusssplitterfractur	d. l. femur, unter. $\frac{1}{3}$, E. vorn (Schuss a. nächster Nähe)	A. profunda femoris	„zerrissen" (complet)	—
						3.
288	—	Schussfractur	d. r. Oberschenkels (comminutiv)	(A. femoralis?)	—	—
289	(Gewehr)	Schussfractur	d. linken Oberschenkels	(A. femoralis?)	—	—
290	—	Schussfractur	d. r. Oberschenkels, starke Splitterung	(A. femoralis?)	—	—
291	(Gewehr)	Schuss	in den linken Oberschenkel	(A. femoralis?)	—	—
292	(Gewehr)	Schussfractur	des rechten Oberschenkels	(A. femoralis?)	—	—
293	(Gewehr)	Schussfractur	des rechten Oberschenkels	(A. femoralis?)	—	-
294	(Gewehr)	Schussfractur	des rechten Oberschenkels	(A. femoralis?)	—	—
295	—	Schussfractur	des rechten Oberschenkels	(A. femoralis?)	—	—
296	Gewehr	Fleischschuss	durch den l. Oberschenkel	(A. femoralis?)	—	—
297	Gewehr	Schussfractur	des linken Oberschenkels	(A. femoralis?)	—	—
298	(Gewehr)	Schussfractur	Schuss durch d. r. Oberschenkel, Verletzung d. Ram. desc. ossis ischii	(A. femoralis?)	—	—

Behand-lung.	2. Blutung.	Behandlung.	Ausgang.	Bemerkungen	Sanitäts-Bericht 1870 71. Seite	№
—	2. Blutung 153. Tag (nach langwieriger Eiterung	—	Tod (Blutung u. Eiterung)153.Tag	langwierige Eiterung	Spez. 1089	Tbl. 387
—	—	—	geheilt.	—	Spez. 1099	Tbl. 443
—	heftige 2. Blutungen 30. Tag (starke Jauchung)	—	Tod (Jauchung u. Blutung) 32 Tag	starke Jauchung	Spez. 1105	Tbl. 474
—	2. Blutuugen, venöse, 10. u. 11. Tag (tertiär?)	durch Digitalkom-pression gestillt	Tod(Septicaemie) 45. Tag	—	Spez. 1107	Tbl. 480
—	2. reichliche aus E. 7. und 9. Tag, neue Blutungen (Schüttelfröste)	Tamponade mit Eisenchlorid5.Tg.	Tod (Pyaemie u. Brand) 13. Tag	Schüttelfröste, Pyaemie	Spez. 1113	Tbl. 505
—	2. starke 12. Tag (starke Eiterung!), neue Bltgn.	durch Fingerdruck gestillt	Tod 17. Tag	—	Spez. 1114	Tbl. 507
—	2. heftige aus der a. femor	Amputatio 29.Tg.	Tod 40. Tag	Dysenterie	199	135
—	2. Blutung 45. Tag	Amputatio 45.Tg.	Tod 46. Tag	Synkope	200	153
—	2. (starke) 9. Tag	Amputatio 9. Tg.	Tod (Anaemie) 9. Tag	—	236	533
—	2. starke	lig a. femor. ver-geblich, Amput.	Tod (Pyaemie) 19. Tag	—	242 u. 619	587 110
—	2. Blutung 16. Tag	Amputatio 16.Tg.	Tod 18. Tag	—	244	614
—	2. Blutungen 49. Tag	Amputatio 49.Tg.	Tod (Pyaemie) 73. Tag	—	246	632
—	2. Blutungen	lig. a. femor. ver-geblich, Amput.	Tod 50. Tag	—	251 u. 622	693 134
—	„profuse Blutung" (2.?)	Amputatio	Tod 1. Tag nach der Operation	—	249	664
—	2. Blutungen, neue Blutungen (Hospital-brand!)	lig. a. femoralis, lig. a. iliaca ext., zul. lig. a. cliaca comm	Tod (Anaemie) 72. Tag	Hospitalbrand	599 u. 610	4 37
—	2. starke arterielle 15. Tag	lig. a. iliaca ext. 15. Tag	Tod (Septicaemie) 17. Tag	—	599	7
—	2. Blutungen 54. Tag, neue Blutung (Pyaemie!)	lig a. femoralis 54. Tag, lig. a. iliaca ext.	Tod (Pyaemie) 73. Tag	Pyaemie	600 u. 617	8 91

Laufende Nr.	Geschoss	Art der Verletzung.		Gefässverletzung.	
299	(Gewehr)	Schussfractur	Schuss in d. l. Oberschenkel, oberes ⅓, Verletzung der äusseren Knochenplatte	(A. femoralis?)	—
300	(Gewehr)	Weichteil-schuss	durch den r. Oberschenkel	(A. femoralis?)	—
301	(Gewehr)	Fleischschuss	durch den l. Oberschenkel, mittleres ⅓	(A. femoralis?)	—
302	Gewehr	Fleischschuss	durch die Mitte des rechten Oberschenkels	(A. femoralis?)	—
303	(Gewehr)	Fleischschuss	durch den l. Oberschenkel	(A. femoralis?)	—
304	(Gewehr)	Schussfractur	des linken Oberschenkels	(A. femoralis?)	—
305	(Gewehr)	Schuss	durch den r. Oberschenkel	(A. femoralis?)	—
306	(Gewehr)	Schuss	in den rechten Oberschenkel	scheinbar ein Muskelast	—
307	(Gewehr)	Schussfractur	des linken Oberschenkels	(A. femoralis?)	—
308	(Gewehr)	Schuss	Wunden beider Oberschenkel	(A. femoralis?)	—
309	(Gewehr)	Schussfractur	des r. femur, Splitterung im unteren ¼	(A. femoralis profunda?)	—
310	(Gewehr)	Schussfractur	des linken Oberschenkels	(A. femoralis?)	—
311	(Gewehr)	Fleischschuss	des linken Oberschenkels	(A. femoralis?)	—
312	Gewehr	Fleischschuss	in den r. Oberschenkel, unteres ⅓ (hintere Fläche)	(A. profunda femoris?)	—
313	(Gewehr)	Schussfractur	d. femur (Trochantergegend), Splitterung des collum	(A. femoralis?)	—
314	(Gewehr)	Weichteil-schuss	durch den l. Oberschenkel	(A. femoralis?)	—
315	(Gewehr)	Schuss	Verletzung d. Oberschenkels, oberer Teil	A. profunda femoris)	—
316	(Gewehr)	Schuss	durch den r. Oberschenkel	(A. femoralis?)	—
317	(Gewehr)	Weichteil-schuss	d. l. Oberschenkels über d. Mitte	(A. femoralis ?)	—

2. Blutung.	Behandlung.	Ausgang.	Bemerkungen	Seite	№
(2. Blutung?)	lig. a. femoralis	geheilt	—	603	6
(2. Blutung?)	lig. a. femoralis	geheilt	—	604	18
(2. Blutung?)	lig. a. fem. 11.Tag	geheilt	—	605	21
2. arterielle	lig. a. fem. 15. Tag	geheilt	—	605	24
2. arterielle	lig. a. femoralis	Tod 3 Tage nach der Ligatur	Hospitalbrand	608	10
2. profuse 34. Tag	lig. a. fem. 34. Tag	Tod 42. Tag	—	608	16
2. profuse 46.Tag	lig. a. fem. 46.Tag	Tod 66. Tag	Gangraen	609	22
2. wiederholte 28. u. 40 Tag, neue Blutungen (Ruhr!)	lig. a. fem. 40. Tag	Tod (Verblutung) 76. Tag	Verblutung	610	30
2. starke 24. Tag	lig. a. femoralis	Tod 27. Tag	Erschöpfung, Blutung, Sepsis	610	36
2. wiederholte	lig. a. fem. 16.Tag	Tod (Pyaemie) 111. Tag	—	613	63
2 starke arterielle 23. Tag	lig. von 5 Ästen d. a. fem. profunda 23. Tag	Tod 25. Tag	—	614	67
2. Blutung aus der a. fem. 106. Tag	lig. a. femoralis 106. Tag	Tod 107. Tag	—	614	72
(2. Blutung?)	lig. a. fem. 46.Tag, Amputatio	Tod (Pyaemie) 62. Tag	Gangraen, Pyaemie	615	76
2. stärkere aus der Wunde 8. Tag	lig. a fem. 8. Tag, prophylaktisch lig. a. femor. comm. 37. Tag	Tod (Blutleere) 50. Tag	—	616	85
2. Blutung aus E. nach dem Transport 94. Tag	lig. a. fem. comm. 94. Tag	Tod 190. Tag	Dysenterie, Ruhr	619	107
2. Blutungen	lig. a. fem. 18.Tag	Tod (Pyaemie)	—	620	117
2. Blutungen 13., 15. und 16. Tag	lig. a. fem. 16.Tag, Nachblutung nach 18 Stunden	Tod 17. Tag	—	618	104
2. Blutungen	lig. a. fem. 16.Tag	Tod (Collaps) 25. Tag	—	622	132
2. 3mal sehr heftige arterielle	lig. a. fem. 16.Tag	Tod 20. Tag	Brand	622	137

Laufende Nr.	Geschoss.	Art der Verletzung.		Gefässverletzung	
318	(Gewehr)	Schussfractur	d. r. femur (Franzose)	(A. femoralis?)	—
319	(Gewehr)	Schussfractur	des r. femur, Splitterung (Franzose)	(A. femoralis?)	—
320	(Gewehr)	Schussfractur	d. r. femur, oben (Franzose)	(A. femoralis?)	—
321	(Gewehr)	Schussfractur	d. l. femur, Splitterung, 4 Querfingerbreit unter d. lig. Poupartii (Franzose)	(A. femoralis?)	—
322	(Gewehr)	Schussfractur	des femur (Franzose)	(A. femoralis?)	—
323	(Gewehr)	Schuss	Verletzung d. Oberschenkels, oberes ⅓ (Franzose)	(A. femoralis?)	—
324	(Gewehr)	Fleischschuss	des rechten Oberschenkels, oberes ⅓ (Franzose)	(A. femoralis?)	—
325	(Gewehr)	Schuss	in den Oberschenkel (Franz.)	(A. femoralis?)	—
326	(Gewehr)	Schuss	in d. Oberschenkel, ober. ⅓ (Franzose)	(A. femoralis?)	—
327	(Gewehr)	Schuss	in d. Hüftgelenk (Franzose)	(A. femoralis?)	—
328	(Gewehr)	Fleischschuss	d. r. Oberschenkels über der Mitte (Franzose)	(A. femoralis?)	—
329	(Granate?)	Schussfractur	Zerschmetterung d. r. femur (Franzose)	(A. femoralis?)	—
330	(Gewehr)	Schuss	in den rechten Oberschenkel (Franzose)	(A. femoralis?)	—
331	(Gewehr)	Schuss	in den rechten Oberschenkel (Franzose)	(A. femoralis?)	—
332	(Gewehr)	zwei Fleisch-schüsse	in d. r. Oberschenkel, Schuss-fractur d. r. fibula (Franz.)	(A. femoralis?)	—

Behand-lung.	2. Blutung.	Behandlung.	Ausgang.	Bemerkungen.	Sanitäts-Bericht 1870/71.	
					Seite	№
—	2. Blutung	Exarticulatio	Tod 108. Tag	Osteomyelitis, Nekrosis	152	7
—	2. arterielle 13. Tag	lig. a. iliaca ext. 13. Tag, sehr günstiger Verlauf	Tod im 5. Monat	Erysipel	601	1
	2 Blutung 9. Tag, neue Blutung 14. Tag	lig. a. iliaca ext. 9. T d. Tamponade gestillt 14. Tag,	Tod 16. Tag	Gangraen 15. Tag	601	3
—	2. Blutung 7. Tag, neue Blutung aus der Einmün-dungsstelle d. a. profunda femor. 8. Tag	lig. a. fem. 7. Tag, lig. a. iliaca comm. 8. Tag, Bltg. steht nicht, lig. aorta abdominalis	Tod 26 St. später	brandiges Oedem	601 u. 628	5 28
—	2. Blutung 10. Woche nach der Verletzung	lig. a. femoralis, Bltg. nicht sistirt, lig. a. iliaca	Tod (Erschöpf-ung) 17. Woche	—	602	7
—	2. Blutung, neue Blutung nach 15 Tagen	lig. a. femoralis, lig. a. iliaca ext. und a. epigastrica	Tod	Gangraen	602	8
—	2. Blutungen, profuse Bltg. aus der Ligaturwunde	lig. a. fem. 12. Tag, nochm. lig. a. fem. 4 cm weiter oben 16. Tag	Völlig geheilt	—	625	8
—	2. Blutung, neue Blutung	lig. a. femoralis, lig. a. fem. unter d. lig. Poupartii	geheilt	—	625	10
	2. Blutungen, neue Blutung 4 Tage später	lig. a. fem. comm., neue lig. a. fem 3 cm unterhalb	geheilt	—	625	12
—	2. sehr heftige 13. Tag, Nach-blutungen 14. Tag	lig. a. fem. 13. Tag	Tod (Pyaemie) 16. Tag	Pyaemie	626	3
—	2. profuse 21. Tag	lig. a. fem. 21. Tag	Tod	—	626	4
—	2. Blutungen	lig. a. fem. 24. Tag	Tod 27. Tag	Verjauchung, Amp. 26 Tag	626	5
—	2. Blutung 9. Tag, neue Blutung aus der Wunde einige Tage später	lig. a. fem. 9. Tag	Tod (Ruhr)	profuse blutige Durchfälle	626	6
—	2. Blutung, wiederh. Nach-blutungen	lig. a. femoralis	Tod (Pyaemie)	—	626	7
—	2. arterielle 15. Tag	lig. a. fem. 15. Tag	Tod (Gangraen) 18. Tag	Gangraen	627	16

Laufende Nr.	Geschoss.	Art der Verletzung.		Gefässverletzung.	1. Blutung.	
333	(Gewehr)	Schussfractur	des r. Obersch. (Franzose)	(A. femoralis?)	—	
334	(Gewehr)	Weichteil-schuss	durch d. r. Oberschenkel. (Franzose)	(A. femoralis?)	—	—
335	(Gewehr)	Weichteil-schuss	durch d. Oberschenkel (Franzose)	(A. profunda femoris?)	—	—
336	(Gewehr)	Schuss	durch d. Oberschenkel (Franzose)	(A. femoralis?)	—	—
337	Gewehr	Schussfractur	Verletzung d. Oberschenkels, oberes $\frac{1}{3}$, Fractur d. femur	(A. femoralis?)	—	—
338	Gewehr	Schussfractur	Streifung d. linken femur, E. aussen, A. innen	(A. femoralis?)	—	—
339	Granat Gewehr	Schussfractur Schussfractur	Splitterbruch, oberes $\frac{1}{3}$, Schussfractur d. rechten femur, mittleres $\frac{1}{3}$	(A. femoralis?)	—	—
340	Gewehr	Schussfractur	d. rechten femur, Splitterung, oberes $\frac{1}{3}$	(A. femoralis?)	—	—
341	(Gewehr)	Schussfractur	des l. femur, oberes $\frac{1}{3}$ und Fleischschuss der rechten Hinterbacke	(A. femoralis?)	—	—
342	Gewehr	Schusssplit-terfractur	des r. femur, Schuss durch d. r. Ellenbogengelenk u. Schuss durch das Becken	(A. femoralis?)	—	—
343	Gewehr	Schussfractur	des rechten femur	(A. femoralis?)	—	—
344	Gewehr	Schussfractur	d. rechten femur, mittleres $\frac{1}{3}$, E. aussen, A. innen	(A. femoralis?)	—	—
345	Gewehr	Schussfractur	d. linken femur, mittleres $\frac{1}{3}$, A. fehlt	(A. femoralis?)	—	—
346	Gewehr	Schuss-splitterfractur	d. linken femur, mittleres $\frac{1}{3}$, E. aussen, A. innen oben	(A. femoralis?)	—	—
347	Gewehr	Schussfractur	d. linken femur, unteres $\frac{1}{3}$, E. hinten, A. vorn	(A. femoralis?)	—	—
348	Gewehr	Schussfractur Fleischschuss	am rechten und am linken Oberschenkel	(A. femoralis?)	—	—

Behand-lung.	2. Blutung.	Behandlung.	Ausgang.	Bemerkungen	Sanitäts-Bericht 1870 71. Seite	№
—	2. Blutung?	lig. a. fem. 85. Tag	Tod 4 St., später durch Blutverlust	—	629	31
—	2. mehrfache 15.—17. Tag, Nachbltgn. 38. u. 39. Tag	lig a. femoralis	Tod (Gangraen) 42. Tag	Gangraen	629	36
—	2. Blutung aus der a. profunda, neue Bltg. 9. Tag	lig. a. fem. comin.	(Tod. Anaemie)	—	630	41
—	2. Blutung auf dem Eisenbahntransport	lig. a. femoralis	Tod. 2 Wochen später	Dysenterie	630	46
—	2. starke nach gewaltsamer Streckung d. Beines 69. Tg.	—	Tod 154. Tag	Durchfälle, Erschöpfung	Spez. 1052	Thl. 202
—	vom 5. Tage ab beim Verbandwechsel öfters reichliche Blutung	stand von selbst	geheilt	—	Spez. 1022	Thl. 50
—	2. starke 28. Tag, später Schüttelfröste, neue Bltg. 32 Tag	steht von selbst, Eisenchlorid	Tod (Pyaemie u. Blutung) 35. Tag	Pyaemie	Spez. 1047	Thl. 178
—	2. starke arterielle 11. Tag	d Fingerdruck gestillt	Tod (Jauchung) 14. Tag	Schüttelfröste 12. Tag Jauchung	Spez. 1051	Thl. 193
—	2. arterielle	lig. a. femoralis, Transfus. erfolglos. 13. Tag	Tod (Verblutung) 13. Tag	—	Spez. 1053	Thl. 205
—	2. heftige (250 gr), neue Bltgn. 11., 12. u. 13. Tag	durch Charpietamponade gestillt 6. Tag, Eisenchlorid 11. Tag	Tod (Verblutung) 15. Tag	..	Spez. 1065	Thl. 262
—	2. starke b. Verbandwechsel, neue Blutungen	durch Druck gestillt 9. Tag	Tod (Verblutung) 11. Tag	—	Spez. 1067	Thl. 267
—	2. Blutung 11. Tag	d. Eisenchlorid gestillt	Tod (Pyaemie) 22. Tag	Pyaemie 19. Tag	Spez. 1085	Thl. 369
—	2. bedeutende 10. Tag, 30 und 31. Tag neue starke Blutungen (Eiterung!)	durch Tamponade gestillt	Tod 31. Tag	n. 2 Wochen st. Eiterung	Spez. 1090	Thl. 388
—	2. beträchtliche aus E. 11. Tag	—	Tod (Blutung u. Pyaemie) 31. Tag	Bein stark geschwollen, Pyaemie 23. T.	Spez. 1093	Thl. 404
—	2. heftige arterielle aus E. 20. und 21. Tag	Eisenchlorid erfolglos	Tod (Verblutung) 23. Tag	—	Spez. 1111	Thl. 499
—	2. Blutung 21. Tag, P. sehr schwach	d. Kälte gestillt	Tod 49. Tag	Ruhr 5. Woche	Spez. 1115	Thl. 514

Laufende Nr.	Geschoss.		Art der Verletzung.	Gefässverletzung.		1. Blutung.

b. Knie-

1.

349	(Gewehr)	Schussfractur	Schuss in das rechte Knie mit Durchbohrung d Gelenkendes d. femur	(A. poplitaea)	—	—
350	Granate	Schussfractur	Zertrümmerung d. r. Unterschenkels, Zerreissung der Weichteile der Wade bis in die Kniekehle	(A. poplitaea)	„zerrissen" (complet)	—
351	(Gewehr)	Schussfractur	Schuss durch d. rechte Knie mit Verletzung d. Knochen	„Arterien" (A. poplitaea)	„verletzt"	—
352	(Gewehr)	Fleischschuss	durch d. r. Oberschenkel	A. poplitaea	„verletzt"	—
353	(Gewehr)	Schuss	durch das linke Knie	A. poplitaea	„zerrissen" (complet)	—
354	(Gewehr)	Schuss	durch d. r. Oberschenkel	A. poplitaea	an der Teilungsstelle zerrissen, complet	l. Blutung
355	(Gewehr)	Schussfractur	Schuss in d. Kniegelenk, Zerschmetterung d. Knochen	„Gefässe" A. poplitaea	„verletzt"	—
356	(Gewehr)	Schuss	durch die fossa poplitaea	A. poplitaea	„verletzt"	—
357	(Gewehr)	Schuss	durch die Kniekehle	A. poplitaea	„Risswunde", partiell	—
358	(Gewehr)	Schuss	durch die linke Kniekehle	(A. poplitaea)	—	—
359	Gewehr	Schussfractur	Schuss durch d. untere Ende d. linken femur	A. poplitaea	—	(1. Blutung?)
360	Granate	Schussfractur	Zerschmetterung beider Kniegelenke, l st. Splitterung	r. A. poplitaea	—	l. starke (hochgrad. Blutarmut)
361	Gewehr	Schussfractur	Schuss durch d. l. Kniegel., condyl. ext. femor. durchb.	(A. poplitaea)	—	l. starke
362	Gewehr	Schussfractur	d. r. femur dicht über dem Knie, Kugel im Knochen	(A. poplitaea)	—	l. starke

Behand-lung.	2. Blutung.	Behandlung.	Ausgang.	Bemerkungen	Sanitäts-Bericht 1870/71. Seite / №

gelenk.

—	Aneurysma spurium	—	Tod (Jauchung) 30. Tag	Gangraen, Amp. 24. Tag, Jauchung	196 / 113
Primär-Amputatio femoris	—	—	Tod (Collaps) 15. Tag	Septicaemie	202 / 171
—	—	—	Tod 15 Tag	Amp. 11.Tag	207 / 220
—	—	Amputatio 2. Tag	Tod 8. Tag	—	209 / 241
—	2. Blutung	Transfusion	Tod am Tage der Operation (37.)	Jauchung, Amp 37.Tag	216 u. 636 / 317 / 7
—	(2. Blutung?)	—	Tod 4. Tag (Blut-verlust vor der Operation)	Gangraen, Amp. 4. Tag am zentr. Ende d. a., 3—4" weite Throm-bosen	220 / 357
Primär-Amputatio (1. Tag?)	—	—	Tod 4 Wochen n. d. Verletzung	Pyaemie, 3. Blutung, lig. a. femor.	241 u. 619 / 577 / *108
—	2. Blutungen 9. u. 10. Tag	lig. a. femoralis, Bltg. steht nicht, Amputatio	geheilt	—	606 u. 182 / 31 / 298
—	Aneurysma traum. diffus, 2. Blutung	—	—	—	609 / 28
—	Aneurysma traum. 4mal, 2. Blutungen	lig. a. fem. comm.	geheilt	—	606 / 34
Primär-ligatur (Hunter)	Aneur. traum. nach 3 Mon., 2. Blutung 134. Tag, neue Blutung 140. Tag	lig. a. popliteaa und Collateralast 134. Tag, Digital-kompression	—	Anaemie, Pyaemie	617 u 632 / 93 / 2
Primär-ligatur A. poplitaea	—	—	Tod 9. Tag	Gangraen, Pyaemie	Spez. 805 / Thl. 285
—	—	—	geheilt	—	Spez. 794 / Thl. 155
—	—	—	Tod (Septicaemie) 49. Tag	—	Spez. 797 / Thl. 184

Laufende Nr.	Geschoss.	Art der Verletzung.		Gefässverletzung		1. Blutung.
						2.
363	(Gewehr)	Schussfractur	des linken Oberschenkels	A. poplitaea	durch ein Knochenfragment verletzt, partiell	—
364	Granate	Schussfractur	Abreissung d. rechten Unterschenkels dicht unter dem Knie	A. u. V. poplitaea	complet	—
365	Gewehr	Schuss	durch d. rechte Kniegelenk	A. u. V. poplitaea	„zerrissen" (complet)	—
366	(Gewehr)	Schussfractur	des Unterschenkels	A. u. V. poplitaea	„zerrissen" (complet)	—
367	(Gewehr)	Schuss	durch das rechte Kniegelenk (Franzose)	A. poplitaea	„zerrissen" (complet)	—
368	Granatsplitter	Fleischschuss	Sämtliche Weichteile d. Kniekehle weggerissen (Franz.)	A. u. V. poplitaea	complet	—
369	Gewehr	Schuss	durch das linke Kniegelenk	„grossen Gefässe" A. u. V. poplitaea	„verletzt"	—
						3.
370	(Gewehr)	Schussfractur	des linken Kniegelenks	(A. poplitaea?)	—	—
371	(Gewehr)	Fleischschuss	in die rechte Kniekehle	(A. poplitaea?)	—	—
372	(Gewehr)	Schuss	durch d. rechte Knie (Schuss durch das Schultergelenk)	(A. poplitaea?)	—	—
373	(Granate?)	Schussfractur	Zertrümmerung d. Kniegel.	(A. poplitaea?)	—	—
374	(Gewehr)	Schuss	in die rechte Kniekehle	(A. poplitaea?)	—	—
375	(Gewehr)	Schuss	Verletzung d. r. Kniekehle (Franzose)	(A. poplitaea?)	—	—
376	Gewehr	Schuss	3½ cm über d. condyl. int. nach hinten, aussen und unten (Fleischschuss am rechten Oberschenkel)	(A. poplitaea?)	—	—

Behand-lung.	2. Blutung.	Behandlung.	Ausgang.	Bemerkungen	Sanitäts-Bericht 1870/71. Seite	№
--	2. Blutung 41. Tag	Amput. 41. Tag	geheilt	—	177	251
Primär-Amputatio	—	—	geheilt	—	181	288
—	—	—	Tod (Pyaemie) 39. Tag	Gangraen, Amput. 1. Tag Pyaemie	215	297
—	—	--	geheilt	Gangraen, Exarticulatio genu. 16. Tag	289	6
Primär-Amputatio	—	--	Tod 5. Tag	—	270	60
—	—	—	Tod	Amput. 6. Tag	280	175
—	—	—	Tod 20. Tag	nachfolgende Thrombosie-rung u. Brand	Spez. 808	Thl. 326
—	2. profuse 19. Tag, neue Blutung 26. Tag	lig. a. femor. ext. 19. Tag, lig. a. iliaea ext. 26. Tag	Tod (prof. Diar-rhöen) 27. Tag	Pyaemie	600 u. 619	10 106
—	2. Blutung 14. Tag	lig. a. fem. 14. Tag	Tod 53. Tag	Typhus, Jauchung, Nachblutung	612	49
—	2. starke arterielle 28. Tag	lig a. fem. ext. 28. Tag	Tod (Pyaemie) 31. Tag	Pyaemie	613	61
—	2. Bltgn. auf d. Transport	lig. a. fem. 18. Tag	Tod (Septicaemie) 20. Tag	—	618	99
—	2. bedeutende Blutungen	Amputat. 14. Tag	Tod (Erschöpf-ung) 20. Tag	—	664	H.
—	2. Blutung, neue Blutung	lig. a. femoralis, lig. a. femoralis höher oben	geheilt	—	625	13
—	2. starke 10. und 12. Tag	durch Ausstopfen gestillt	geheilt	—	793	147

377	(Gewehr)	Schussfractur	d. linken fibula	A. tibial. postica	„verletzt"	...
378	(Granate?)	Schussfractur	totale Zertrümmerung d. r. Unterschenkels	—	—	l. starke
379	Gewehr	Schussfractur	der tibia	—	—	l. Bltg? l. Tag?
380	Granate	Schussfractur	Schuss durch d. obere Ende der linken tibia u. fibula	—	—	l. starke
381	(Gewehr)	Schuss	durch d. linken Unterschenkel	A. poplitaea	„verletzt"	—
382	Granate	Schussfractur	Zertrümmerung des linken Unterschenkels	Gefässzer-	reissung" (complet)	—
383	—	Schussfractur	der r. tibia u. fibula mit bedeutender Zerreissung der Weichteile	Gefässe	„zerrissen" (complet)	l. starke
384	(Gewehr)	Schussfractur	des r. Unterschenkels (komplizierte)	—	—	l. starke arterielle
385	(Granate?)	Schussfractur	Zerschmetterung des linken Unterschenkels	A. tib. ant.	„zerrissen" (complet)	—
386	(Gewehr)	Schussfractur	Schuss durch d. spat. inteross. d. l. Untersch., unteres $\frac{1}{3}$, Splitterung der tibia und fibula in der Continuität	—	—	...
387	Granate	Schussfractur	Zerschmetterung des linken Unterschenkels	—	—	l. starke arterielle
388	Granat-splitter	Schussfractur	der fibula	A. tib. post (u. peronaea?)	—.	l. sehr heftige
389	Gewehr	Schussfractur	des rechten Unterschenkels	—	—	l. Blutung
390	—	(Schuss)-fractur	des rechten Unterschenkels (komplizierte)	—	—	l. starke, arterielle
391	(Gewehr)	Fleischschuss	durch d. r. Unterschenkel	A. tibialis	„verletzt"	—
392	(Gewehr)	Schussfractur	des rechten Unterschenkels	(A. tib. ant.)	—	l. starke, unmittelbar nach der Verletzung

Behand-lung.	2. Blutung	Behandlung.	Ausgang.	Bemerkungen	Sanitäts-Bericht 1870 71. Seite	Sanitäts-Bericht 1870 71. №

schenkel.

Behand-lung.	2. Blutung	Behandlung.	Ausgang.	Bemerkungen	Seite	№
Amp. fem. 2. Tag	—	—	geheilt	—	170	183
Primär-Amputatio femoris	—	—	geheilt	—	663	S.
Amp. fem. 2. Tag	—	—	Tod 4. Tag	—	231	471
Primär-Amputatio	—	—	Tod 2. Tag (Ver-blutung)	Delirien, Kräfteverfall	232	490
—	—	—	Tod 18. Tag	Gangraen, Amput. 9.Tag	233	482
Amp. crur. 1. Tag	—	—	geheilt	—	293	26
Amp. crur 1. Tag	—	—	geheilt	—	305	137
Amp. crur. 1. Tag	—	—	geheilt	—	322	282
—	2. Blutungen v. 31. Tage an	Amputatio cruris 41. Tag	Tod 48. Tag, plötzl., unerkl.	—	337	130
—	Aneurysma spurium, 2. Bltg. 12. Tag	Amputatio cruris 12. Tag	Tod 14. Tag, Thrombose und Pyaemie	Verjauchung	337	138
Amp. crur. 1. Tag	—	—	Tod 20. Tag (Collaps)	Pyaemie	339	150
—	—	—	Tod 6. Tag	Gangraen 2.T., Amput. 4.Tag Nachbltg. 6.T.	633	1
lig. a. fem. 2. Tag	—	—	geheilt	—	602	2
Primärlig. d. a. femor auf dem Schlachtf.	—	—	geheilt	—	603	9
—	(2. Blutung?)	lig. a. femoralis 15. Tag	geheilt	—	604	12
—	2. Blutungen 13.—20. Tag	lig. a. fam. 20 T. erfolglos. lig. a. tib. ant. am selben Tage	geheilt	—	604 u. 632	17 5

Laufende Nr.	Geschoss.	Art der Verletzung.		Gefässverletzung.		1. Blutung.
393	Gewehr	(Fleisch) Schuss	durch. d. l. Unterschenkel zwischen mittl. u. oberem ⅓; dicht hinter der tibia	(A. tib. post.)	—	—
394	(Gewehr)	Schussfractur	der fibula, 8 cm unterhalb d. patella	(A. tib. ant.)	—	1. starke, bald n. d. Verletzung
395	Gewehr	Schuss	in d. rechte Knie	A. tib. post.	„verletzt"	—
396	Gewehr	(Fleisch) Schuss	durch d rechte Wade	(A. tib. post.)	—	—
397	Gewehr	Schuss	durch den rechten Unter- schenkel	A. tib. ant.	„zerrissen" complet	—
398	(Gewehr)	Schuss	durch d. l. Unterschenkel	(A. tib. post.)	—	1. Blutung b. z. Ohn- macht a. d. Schlachtf.
399	Gewehr	(Fleisch) Schuss	durch beide Waden	—	—	1. sehr starke (in den ersten 8 Tagen)
400	Gewehr	Weichteil- schuss	in d. linken Unterschenkel, mittl. ⅓. Aussenseite der Wade zerrissen, Nahschuss	—	--	1. sehr starke
401	Gewehr	Schussfractur	d. linken tibia und fibula	A. tib. ant.	—	1. starke
402	(Gewehr)	Schussfractur	Lochschuss durch d. rechte tibia, oberhalb der Mitte	--	—	1. starke, auf dem Schlachtf.
403	(Gewehr)	Schussfractur	der fibula	(A. tib. post.)	—	1. starke arterielle, bald nach der Ver- letzung
404	(Gewehr)	Schussfractur	der linken fibula (Fleisch- schuss im Oberschenkel)	A tib. ant.	complet	1. starke
						2.
405	Gewehr	Fleischschuss	durch d. l. Unterschenkel	—	—	1. „nach- folgende Blutung"
406	(Gewehr?)	Fleischschuss	durch d. l. Unterschenkel	Gefäss-	verletzung	—

Behand- lung.	2. Blutung.	Behandlung.	Ausgang.	Bemerkungen	Sanitäts- Bericht 1870/71. Seite	№
—	faustgrosses, stark pulsieren- des Aneurysma. 2. Blu- tung, sehr heftige, 35. T.	lig. a. fam. 35 T. neue Bltg. 70 T. lig. a. tib. post. 70. Tag	geheilt	—	605 u. 633	23 6
—	2. Blutungen 4 u. 5. Tag, neue Blutungen 12.u 14 T.	lig. a. tib. ant. 5. Tag, lig. a. femor 14. Tag	geheilt	—	606 u. 633	30 10
—	2. Blutungen	lig. a. fem. 13. T.	Tod (Erschöpf.) 32. Tag	Gangraen	610	35
—	Aneurysma spur. 2. sehr heftige 35. Tag	lig. a. fem. 35. T. Anaemie, Trans- fusion	Tod (Anaemie) 37. Tag	—	618 u. 635	105 61
—	2. Blutung 9. Tag, Gan- graen 10 Tag, neue Blu- tung 14. Tag	lig. a. fem. 9. T erneuete lig. a. femoralis	Tod (Gangraen und Blutung) 18. Tag	Gangraen	619	111
—.	2. Blutung 9. u. 11. Tag	lig. a. tib. post. 11. Tag.	geheilt	—	632	1
Tamp. u. Druckverb.	—	—	geheilt	—	Spez. 1133	Thl. 18
stand auf Druck	2. starke, 12. Tag	Druck u. Druck- verband	Tod (Pyaemie) 28. Tag	Pyaemie	Spez. 1137	Thl. 32
stand auf Druck	—	—	Tod 19. Tag	Wunddiphter und Brand	Spez. 1188	Thl. 233
←	—	—	Tod (Schwäche) 94. Tag.	Entzündung Resectio genn. 90. Tag	677	172
. —	2. Blutung auf d. Transport	steht auf Compres- sion mit Binden	geheilt	—	679	182
—	2. starke, 6. Tag	Tamponade	Tod 12. Tag	Gangraen 10. Tag	679	181
—	2. Blutung 47. Tag	Amputatio 47. T.	geheilt	—	172	195
—	—	—	Tod 4. Tag	Amputatio 3. Tag	205	203

Laufende Nr.	Geschoss.	Art der Verletzung.		Gefässverletzung.		1. Blutung.
407	(Gewehr?)	Schussfractur	d. linken Unterschenkels	A. tib. post.	„zerrissen" complet	—
408	Granate	Schussfractur	linker Unterschenkel abgeriss.	A. tib. ant., post., peronaea	complet	—
409	Granate	Schussfractur	rechter Unterschenkel oberhalb der Fusswurzel fast abgerissen	A. tib. ant., post., peronaea	complet	—
410	(Granate?)	Schussfractur	Zerschmetterung der linken fibula	A. tib. post.	„verletzt"	—
411	Granate	Schussfractur	Abreissung d. rechten Fusses	A. tib. ant. u. post	complet	—
412	Granatsplitter	Schussfractur	Zerschmetterung d. r. Unterschenkels resp. des Fussgelenks	„Arterie"	„zerrissen" (complet)	—
413	(Gewehr)	Schussfractur	des linken Unterschenkels	„Arterie"	„verletzt"	—
414	Granate	Schussfractur	Verlust beider Unterschenkel	A. tib. ant., post., peronaea	complet	—
415	Granate	Schussfractur	Zerschmetterung d. r. Unterschenkels unter dem Knie. Abreissung d. l. Fusses	A. tib. ant. und post.	complet	—
416	(Gewehr)	Weichteilschuss	durch d. r. Unterschenkel	A. tib. ant. und post.	„durchschossen" complet	—
417	(Gewehr)	Schussfractur	d. fibula, Splitterung	A. tib. ant.	vom Knochensplitter angebohrt, partiell	—
418	Granate	Schussfractur	Abreissung d. rechten Unterschenkels (Franzose)	A. tib. ant., post., peronaea	complet	—
419	(Gewehr)	Schussfractur	des linken Unterschenkels (Franzose)	„Gefäss-	verletzung"	—
420	Granate	Fleischschuss	Zermalmung sämtl. Wadenmuskeln (Franzose)	„Gefässe"	„zerrissen" (complet)	—
421	Granatsplitter	Schussfractur	Abtrennung d. rechten Unterschenkels (Franzose)	A. tib. ant., post. u. peronaea	complet	—
422	Granate	Schussfractur	Abreissung des linken Unterschenkels (Franzose)	A. tib. ant., post. u. peronaea	complet	—

Behand- lung.	2. Blutung.	Behandlung.	Ausgang.	Bemerkungen	Sanitäts- Bericht 1870/71. Seite	№
—	—	—	Tod (Osteomye- litis) 3. Tag	Gangraen, Am- putatio 3. Tag	244	618
—	—	—	geheilt	Amputatio	295	42
—	—	—	geheilt	Amputatio 13. Tag	296	53
—	—	—	geheilt	Amputatio cruris 11. Tag	300	88
Primär- Amputatio cruris 1.T.	—	—	geheilt	starke (3.)Blu- tung 1. Tag abends, lig. a. tib. post.	317	238
Primär- Amputatio cruris 1.T.	—	—	geheilt	—	321	271
—	—	—·	Tod 11. Tag	Amputatio cruris 3. Tag	345	204
doppelte Primär- Amputatio 1. Tag	—	—	geheilt	—	388	1
doppelte Primär- Amputatio	—	—	Tod (Entkräf- tung) 11. Tag	—	390	17
—	2. Blutung, 8. Tag	lig. iliaca ext 9. Tag	Tod Gangraen 11. Tag	Gangraen	599	1
—	2. Blutungen nach ein paar Wochen	Umstechung d. a. tib. ant. Anaemie	geheilt	zugl.Resection der Bruch- enden d. fibula	633	12
Primär- Amputatio femoris	—	—	geheilt	3. Bltg 127. T. lig.a. femoralis	263	75
(1.?) Am- putatio fe- moris	—	—	Tod (Erschöpf.)	—	271	76
Amputatio femoris 2. Tag	—	—	Tod 3. Tag	—	276	124
Amputatio 2. Tag	—	—	geheilt	—	352	35
—	—	—	geheilt	Amputatio cruris 12. Tag	355	71

Laufende Nr.	Geschoss.	Art der Verletzung.		Gefässverletzung.	
423	Gewehr	Schussfractur	Zerschmetterung des rechten Unterschenkels (Franzose)	A. tib. ant.	„zerrissen" (complet)
424	(Gewehr)	Schussfractur	des linken Unterschenkels (Franzose)	—	—
425	(Granate)	Schussfractur	rechter Unterschenkel weggerissen (Franzose)	A. tib. ant., post. peronaea	complet
426	Granatstück	Schussfractur	Abreissung beider Unterschenkel (Franzose)	A. tib. ant., post., peronaea	complet
427	(Gewehr)	Schuss	in d. rechten Unterschenkel (Franzose)	A. cruralis	„zerrissen" (complet)
428	Gewehr	Weichteilschuss	des linken Unterschenkels, mittl. ⅓. E. innen, A. aussen	—	—
429	Gewehr	Schussfractur	d. linken tibia, Splitterung oberes ⅓. E. innen, A. fehlt	„kleine Arterie"	—
430	Gewehr	Schussfractur	d. rechten tibia, unteres ⅓	—	—
431	Gewehr	Schussfractur	d. rechten tibia u. fibula, im mittl. u. unteren ⅓	A. tib. ant.	„zerrissen" (complet)
432	Gewehr	Schussfractur	d. rechten tibia, mittleres ⅓, E. aussen hinten, A. innen vorn	—	—
433	Gewehr	Schusssplitterfractur	d. linken fibula, unteres ⅓, E. hinten innen oben, A. vorn aussen.	A. tib. ant.	durch Knochensplitt. verletzt (part

Behand-lung.	2. Blutung.	Behandlung.	Ausgang.	Bemerkungen	Sanitäts-Bericht 1870/71.	
					Seite	№
Amputatio 1. Tag, letzter Versuch das Leben zu erhalten	—	—	Tod (hochgradige Anaemie) 1. Tag	—	365	54
Amputatio cruris 1 T.	—	—	Tod 3. Tag	—	366	68
Primär-Amputatio (Verbandplatz)	—	—	—	—	368	5
doppelte Primär-Amputatio auf dem Schlachtf.	—	—	geheilt	—	391	3
—	(2. Blutung?)	lig. a. femoralis 8. Tag	Tod 12. Tag	—	628	23
—	—	—	Tod (Tetanus) 9. Tag	—	Spez. 1138	Thl. 33
—	2. weitere Gewebsblutungen a. d. Wunde 4. am 17. T.	lig. einer kleinen Arterie 17. Tag Bltg. steht, Anaem.	Tod 18. Tag	Anaemie	Spez. 1155	Thl. 97
durch Druck und Kälte gest.	—	—	geheilt	—	Spez. 1176	Thl. 185
—	—	—	Tod (Tetanus) 16. Tag	tetanische Krämpfe	Spez. 1188	Thl. 234
Aderpresse	2. starke Blutungen (Jauchung!) 16. u. 17. Tag.	—	Tod 21 Tag	Septicaemisch. Erscheinungen	Spez. 1193	Thl. 252
—	2. Blutung auf dem Eisenbahntransport 13. Tag, neue Blutung 14. Tag.	durch Eisenchloridtampons gest. 13. Tag, durch Tamponade u. Eis gestillt, 14. Tag	Tod 30. Tag	Brand	Spez. 1195	Thl. 262

Laufende Nr.	Geschoss.	Art der Verletzung.		Gefässverletzung.	
434	Gewehr	Schussfractur	d. rechten tibia u. fibula	—	—
435	Gewehr	Schuss	d. linken Unterschenkels	—	—
436	(Gewehr)	Schussfractur	Lochfractur d. capit. tibiae	—	—
437	(Gewehr)	Schuss	am rechten Unterschenkel	—	—
438	(Gewehr)	Schussfractur	d. r. tibia ohne Continui- täts-Aufhebung. Kugel in der Kniekehle. Gelenk- verletzung	—	—
439	(Gewehr)	Schussfractur	des rechten Unterschenkels	—	—
440	(Gewehr)	Schussfractur	des rechten Unterschenkels	—	—
441	(Gewehr)	Schussfractur	d. rechten fibula	—	—
442	(Gewehr)	Schussfractur	des Unterschenkels	—	—
443	(Gewehr)	Schussfractur	Schuss in d. rechten Unter- schenkel, Splitterung der tibia	—	—
444	(Gewehr)	Schussfractur	d. rechten tibia dicht unter d. Knie, bedeutende Split- terung	—	—
445	Gewehr	Schussfractur	d. rechten fibula	(A. tib. post.)	—
446	Gewehr	Schussfractur	d. rechten tibia mittl. $\frac{1}{3}$	—	—
447	—	(Schuss)- Splitterfractur	des l. Unterschenkels ober- halb des Fussgelenks mit 3 Oeffnungen	—	—
448	Gewehr	Schuss- splitterfractur	d. rechten tibia und fibula	—	—
449	Gewehr	Schussfractur	Schuss in die rechte Wade mit Streifung der fibula	—	—
450	(Gewehr)	Fleischschuss	der rechten Wade, des Ge- sässes und linken Kniees	—	—
451	Gewehr	Schussfractur	des linken Unterschenkels	—	—
452	Gewehr	Schussfractur	d. linken tibia und fibula, Splitterung	—	—

Behand-lung.	2. Blutung.	Behandlung.	Ausgang.	Bemerkungen	Sanitäts-Bericht 1870/71.	
					Seite	№
—	2 wiederholte arterielle	Amputatio 20.Tag	geheilt	—	162	98
—	2. Blutungen	Amput. 239. Tag	geheilt	—	174	219
—	2. arterielle 24 Tag	Amputatio 24.Tag	Tod 4 Stunden nach d. Operation	—	197	118
—	2. Blutungen	Amputatio 23 Tag	Tod 68. Tag	—	206	210
—	2. wiederholte	Amputatio 15.Tag	Tod 21. Tag	Pyaemie, starke 3. Bltg. durch Digital-kompr. gestillt	208	239
—	2. heftige arterielle, 64. T.	Amputatio 64.Tag	Tod (Blutung) 71. Tag	lig. a. cruralis 70.T.3.(Bltg?)	217	319
—	2 Blutungen	Amputatio 10.Tag	Tod (3. Blutung) 20. Tag	3. Blutung	218	329
—	2. Blutungen	lig. a. femor er-folglos, Amputatio 15. Tag	Tod 17. Tag	Septicaemie	229 u. 617	457 95
—	2. Blutung	Amputatio 11.Tag	Tod (Pyaemie) 49. Tag	Pyaemie	236	530
—	2. Blutung nach 14. Tagen	Amputatio	Tod	—	236	531
—	2. Blutung 17. Tag	lig. a. iliaca ext. 17. Tag	Tod(Septicaemie) 22. Tag	Gangraen, Amput. 18. T.	256 u. 623	747 146
—	2. starke, 18. Tag	Amputatio 19.Tag	geheilt	—	294	32
—	2. Blutungen	Amputatio cruris 18. Tag	geheilt	—	306	143
—	2. wiederholte. Anaemie	Amputatio cruris	geheilt	—	316	229
—	2. wiederholte	Amp. cruris 20. T.	Tod (Erschöpf.) 21. Tag	--	330	72
—	2. Blutung 71. Tag	lig. a. fem. 71. T.	Tod (Blutung) 90. Tag	Amput. cruris 77. Tag	332 u613	88 60
—	2. Blutung 18. Tag	lig. a fem. 18.Tag, Amput. 19. Tag	Tod (Erschöpf.) 21. Tag	—	335 u614	113 71
—	2. Blutung 15. Tag	Amp. cruris 15. T.	Tod (Erschöpf. d. Blutverl.) 21. Tag	—	342	177
—	2. wiederholte	Amp. cruris 22. T.	Tod (Erschöpf.) 25. Tag	—	348	225

Laufende Nr.	Geschoss.	Art der Verletzung.		Gefässverletzung.	l. Blutung.
453	Gewehr	Schussfractur	d. linken fibula	(A. tib. post. ?)	—	—
454	(Gewehr)	Schussfractur	d. l. tibia und Fleischschuss durch d. r. Unterschenkel	—	—	—
455	Gewehr	Schussfractur	Schuss durch den r. Unterschenkel, Absplitterung d. crista tibiae	Puls an der a. tib. ant. nicht zu fühlen	--	—
456	Gewehr	-Schuss	durch den r. Unterschenkel	—	—	—
457	(Gewehr)	Fleischschuss	durch den l. Unterschenkel hoch oben	—	—	—
458	Gewehr	(Fleisch)-schuss	durch die Mitte d. l. Wade	—	—	—
459	Gewehr	-Schuss	Verletz. (d. Unterschenkels)	—	—	—
460	(Gewehr)	Schussfractur	Schuss durch beide Unterschenkel mit Streifung d. l. fibula und r. tibia	—	—	—
461	(Gewehr)	Fleischschuss	durch den r. Unterschenkel	(A. tib. post.?)	--	—
462	(Gewehr)	Haarseilschuss	durch den l. Unterschenkel	(A. tib. post.?)	—	—
463	(Gewehr)	Schussfractur	d. linken tibia	(A. tib. ant ?)	—	—
464	—	Kontourschuss	des linken Unterschenkels	—	—	—
465	(Gewehr)	Schussfractur	des linken Unterschenkels	—	—	—
466	(Gewehr)	Schussfractur	der linken tibia	—	—	—
467	(Gewehr)	Schussfractur	der linken tibia	(A. tib. ant. u. post.?)	—	—
468	(Gewehr)	Weichteilschuss	durch die Wade	(A. tib. post.?)	—	—
469	(Gewehr)	Schussfractur	d. r. Unterschenkels, unter. $\frac{1}{3}$	(A. tib. ant.?)	—	—

Behandlung.	2. Blutung.	Behandlung.	Ausgang.	Bemerkungen.	Seite	№
—	2. heftige	Resectio fibulae u. lig. a. tib. post. 3. Tag	geheilt	—	546	14
—	2. heftige 40. Tag	lig. a. fem. 40. Tag	geheilt	—	603	4
—	2. Blutung 7. und 8 Tag	lig. a. fem. 9. Tag	geheilt	—	603	7
—	2. starke 14. Tag	lig. a. fem. 14. Tag	geheilt	—	604	13
—	2. wiederholte (8mal), neue Blutung 15. Tag	lig a. fem. 10. Tag, Amput. 17. Tag	geheilt	4. T. Gangraen der Zeben	605	22
—	2. arterielle 47. Tag	lig. a. fem. 47. Tag	geheilt	Kältegefühl, Abmagerung, gr. Schwäche im Untersch.	605	27
—	2. Blutung 14. Tag	lig. a. fem. 14. Tag	geheilt	Gangraen der Wade	606	35
—	2. wiederb. starke 14—16. Tg.	lig a. fem. comm. 16. Tag	Tod (Gangraen) 18. Tag	Gangraen	607	3
—	2. Blutung aus der a. tib. post. 33. Tag	lig. a. fem. 33. Tag	Tod (Hospitalbr.) 52. Tag	Hospitalbrand	608	14
--	2. Blutung aus d. a. tib. post.	lig. a. fem. 15. Tag	Tod (Erschöpf.) 21. Tag	Gangraen Amputatio	608 u189	15 41
—	2. Blutung aus d. a. tib. ant. 18. Tag	lig a. fem. 18. Tag	Tod 26. Tag	—	610	29
—	2. Blutung 17. Tag	lig. a. fem. 17. Tag, Amputatio	Tod 23. Tag	—	610	33
—	2. wiederholte	lig. a. fem. 9. Tag	Tod (Pyaemie) 21. Tag	Oedem, neue Blutungen, Pyaemie	615	80
—	2. Blutung 17. Tag, neue Blutungen	lig. a. fem. 17. Tag	Tod (Anaemie) 18. Tag	Anaemie	622	140
—	2. Blutung 7. Tag, neue Blutung 8. Tag	starke Digital-kompression 7. T., lig. a. tib. ant. u. post. 8. Tag	geheilt	Blutung kehrt nicht wieder	632	3
—	2. Blutungen aus E. 11. Tag	lig. a. tib. post 11 Tag	geheilt	—	633	11
—	2. Blutung 23. Tag	lig. a. tib. ant. 23. Tag	Tod (Ruhr) 24. T.	—	633	2

Laufende Nr.	Geschoss.	Art der Verletzung.		Gefässverletzung.		1. Blu-tung.
470	(Gewehr)	Schussfractur	der linken fibula	—	—	—
471	(Gewehr)	Schussfractur	d. r. Unterschenkels (Franz.)	—	—	—
472	(Gewehr)	Schussfractur	des Unterschenkels (Franz.)	—	—	—
473	Gewehr	Schuss-splitterfractur	d. r. tibia u. fibula (Franz.)	—	—	—
474	Gewehr	Schuss-splitterfractur	der rechten tibia (Franzose)	—	—	—
475	(Gewehr)	Schussfractur	d. tibia, ober. $\frac{1}{3}$ (Franzose)	—	—	—
476	(Granate?)	Schussfractur	Zerschmetterung des rechten Fussgelenks (Franzose)	—	—	—
477	(Gewehr)	Schussfractur	der fibula (Franzose)	—	—	—
478	(Gewehr)	Schussfractur	Schuss durch die Mitte der Wade, Splitterfractur der fibula (Franzose)	—	—	—
479	(Gewehr)	Schuss-splitterfractur	der fibula, 10 cm über dem malleolus (Franzose)	(A. tib. post.?)	—	—
480	(Gewehr)	Schussfractur	der fibula (Franzose)	—	—	—
481	(Gewehr)	Schussfractur	der linken fibula (Franzose)	(A. interossea?)	—	—
482	(Gewehr)	Schussfractur	der tibia, oberes $\frac{1}{3}$ (Franzose)	—	—	—
483	(Gewehr)	Schussfractur	des l. Unterschenkels, Mitte, Splitterung (Franzose)	—	—	—
484	(Gewehr)	Weichteil-schuss	8 cm unter d. Knie (Franz.)	—	—	—
485	(Gewehr)	Schussfractur	der tibia (Franzose)	—	—	—
486	(Gewehr)	Schussfractur	der tibia (Franzose)	—	—	—
487	(Gewehr)	Schussfractur (Franzose)	des Unterschenkels	—	—	—
488	Granate	Weichteil-schuss	an der Aussenseite des l. Kniegelenks unterhalb der patella, mässige Zerstörung der Weichteile	—	—	—

Behand-lung.	2. Blutung.	Behandlung.	Ausgang.	Bemerkungen	Sanitäts-Bericht 1870 71. Seite №
—	2. Blutungen	Amp. cruris 84. T.	Tod 88. Tag	—	665 | I b. B.
—	2. profuse 5. Tag	Amputatio 5. Tag	Tod (Anaemie) 11. Tag	3. Blutungen 10. Tag	664 | 2 b. L.C.
—	2. starke (oder 1.?)	Amput. (interm.)	Tod (Pyaemie)	Gangraen, Pyaemie	664 | 2 b. M.
—	2. Blutung 7. Tag	Amp. fem. 7. Tag	geheilt	—	259 | 28
—	2. arterielle 11. Tag	Amp. fem. 11.Tag	Tod 18. Tag	—	278 | 146
—	2. Blutungen	Amp. fem. 61.Tag	—	—	286 | 49
—	2. Blutungen	Amp. cruris 22.T.	geheilt	—	353 | 53
—	2. arterielle	lig. a. fem. comm.	geheilt	—	624 | 1
—	2. starke 14. Tag	lig. a. fem. 14.Tag, Blutung steht für immer	geheilt	nach 2 Mon. ist der Puls an d. a. tib. wieder deutl. fühlbar	624 | 5
—	2. heftige, wahrscheinlich aus der a. tib. post. 10. Tag	lig. a. fem. ext. 10. Tag	geheilt nach 12 Wochen	—	624 | 6
—	2. heftige arterielle 37. Tag	lig. a. fem. ext. 37. Tag	Tod (Pyaemie) 51. Tag	Pyaemie	625 | 1
—	2. starke aus d. a. interossea 19. Tag	lig. a. fem. 19.Tag	Tod (Gangraen) 37. Tag	Gangraen	627 | 19
—	2. heftige arterielle 17. Tag	lig. a. fem. 17.Tag, Blutung kehrt nicht wieder	Tod (Dysenterie) 38. Tag	Dysenterie	628 | 25
—	2. reichliche arterielle bis zur Ohnmacht, P. kalt, apathisch 5. Tag	lig. a. fem. ext. 5. Tag	Tod (Erschöpf.) 7. Tag	Gangraen, Amput. cruris 6. Tag	628 | 29
—	2. Blutungen, neue Blutungen 3 Tage später	lig. a. fem. (zentr.)	Tod	8 Tage später Pyaemie und Anaemie	629 | 30
—	2. Blutung	lig. a. femoralis	Tod	—	630 | 40
—	2. Blutung 9. Tag	lig. a. fem. 9. Tag	Tod (Gangraen)	Gangraen	630 | 45
—	2. Blutung 3. Woche	lig. a. femoralis, Blutung stand	Tod bald nach der Ligatur	—	630 | 47
—	2. starke, und Schwellung	durch ruhige Lage und Eis erfolg-reich bekämpft	geheilt	—	Spez. 782 | Thl. 14

Laufende Nr.	Geschoss.	Art der Verletzung.		Gefässverletzung.	1. Blutung.
489	Gewehr	Weichteilschuss	d. l. Unterschenkels, ober. $\frac{1}{3}$, E. vorn, A. hinten	„anscheinend ohne Verletz. von Gefässen"	—
490	Gewehr	Schussfractur	d. l. tibia u. fibula, unter. $\frac{1}{3}$ (2 Wunden)	—	—
491	Gewehr	Schussfractur	der linken tibia, unteres $\frac{1}{3}$, E aussen, A. innen	—	—	—
492	Gewehr	Schussfractur	d. l. tibia u. fibula, unt. $\frac{1}{3}$	—	—	—
493	Gewehr	Schussfractur	d. l. tibia, unteres $\frac{1}{3}$, Fleischschuss durch die r. Wade	—	—	—
					d. *1.*
494	(Gewehr)	Schussfractur	des rechten Fussgelenkes	(A. tib. ant.)	—	(1. Bltg.?)
					3.
495	Gewehr	Schussfractur	des Metatarsus	—	—	—
496	(Gewehr)	Schussfractur	Schuss durch den Talus (Franzose)	(A. tib. post.)	—	—
497	(Gewehr)	Schussfractur	Zertrümmerung der Fusswurzelknochen (Franzose)	—	—	—
498	(Gewehr)	Schussfractur	d. l. Fussgel. (ausgedehnte Splitterung des Talus)	—	—	—

Behandlung.	2. Blutung	Behandlung.	Ausgang.	Bemerkungen	Sanitäts-Bericht 1870 71.	
					Seite	№
—	2. starke aus E. u. A. 6. Tag (Schüttelfr.), abends neue Blutung	d. Fingerdruck u. Verband gestillt 6. Tag	Tod(Brand)11.T.	Brand	Spez. 1137	Tbl. 31
—	2. arterielle, auf dem Eisenbahntransport. 8. Woche, neue Blutung 56. Tag	d. Fingerdruck, darauf Tampon. gestillt, d. Eis und Eisenchlorid gestillt	geheilt	—	Spez. 1165	Tbl. 136
—	2. starke 12. Tag	durch Eis gestillt	geheilt	spät Eiterung	Spez. 1176	Tbl. 183
—	2. heftige 9. Tag	d. Druck gestillt	Tod (Erschöpf.) 10. Tag	—	Spez. 1189	Tbl. 236
—	2. starke 10. Tag (leichtes Fieber), neue Bltg. 13. Tag	d. Druck gestillt, Umstechung und Ligatur d. Gefässe in der Wunde	Tod (Erschöpf.) 13. Tag	—	Spez. 1193	Tbl. 255

Fuss.

Primärlig. d. a.tib. ant.	—	—	geheilt	(wahrscheinl. Gangraen), Amput. 1. Tag	633 u. 313	7 200
—	2. Blutung	lig. a. tib. ant.	Tod 18. Tag	—	634	5
—	2. Bltgn. aus d. a. tib. post.	lig. a. tib. post., Bltg. steht nicht, Umstechung	Tod(Entkräftung) 19. Woche	14 Tage später Thrombose d. V. femoralis, Beckenabscesse	634	1
—	2. Blutung	lig. a. tib. post.	Tod (Pyaemie)	Pyaemie	634	2
—	2. starke aus E. 21. Tag	Tamponade	geheilt	—	819	51

Litteratur.

Le Dran. Traité ou réflexions tirées de la pratique sur les plaies d'armes à feu. Amsterdam 1741.

Oehme. Der expedite Feld-Chirurgus. Dresden und Leipzig 1744.

Ravaton. Abhandlung von Schuss-, Hieb- und Stichwunden. Strassburg 1767.

Aclock. Kurze Abhandlung über die Schusswunden. Nach dem siebenjährigen Kriege.

Méhée. Abhandlung über die Schusswunden. Braunschweig 1801.

Becker. Der Feldscheerer in Kriegs- und Friedenszeiten. Leipzig 1806.

Dupuytren. Theoretisch-praktische Vorlesungen über die Verletzungen durch Kriegswaffen. Berlin 1836.

Beck. Die Schusswunden. Heidelberg 1849.

Schwartz. Beiträge zur Lehre von den Schusswunden. Schleswig 1854.

Lohmeyer. Die Schusswunden und ihre Behandlung. Göttingen 1855.

Löffler. Grundsätze und Regeln für die Behandlung der Schusswunden im Kriege. Berlin 1859.

Demme. Militär-chirurgische Studien in den italienischen Lazarethen. Würzburg 1861.

Bertherand. Campagnes de Kabylie. Paris 1862.

Strohmeyer. Maximen der Kriegsheilkunst. Hannover 1861.

Zechmeister. Die Schusswunden und die gegenwärtige Bewaffnung der Heere. München 1864.

Neudörfer. Handbuch der Kriegschirurgie. Leipzig 1864.

Pirogoff. Grundzüge der allgemeinen Kriegschirurgie. Leipzig 1864.

Nussbaum. Vier chirurgische Briefe an seine in den Krieg ziehenden ehemaligen Schüler. München 1866.

Heine. Die Schussverletzungen der unteren Extremitäten. Berlin 1866.

Stahmann. Militärärztliche Fragmente und Reminiscenzen aus dem österreichisch-preussischen Feldzuge im Jahre 1866. Berlin 1868.

Büttner und Gleisberg. Leitfaden zur rationellen Beurteilung und Behandlung der Schusswunden. Dresden 1869.

Socin. Kriegschirurgische Erfahrungen. Leipzig 1872.

Klebs. Beiträge zur pathologischen Anatomie der Schusswunden. Leipzig 1872.

Lidell. On the wounds of blood-vessels. New-York 1870.

Beck. Kriegschirurgische Erfahrungen während des Feldzuges 1866 in Süddeutschland. Freiburg i. B. 1867.

Beck. Chirurgie der Schussverletzungen. Freiburg i. B. 1872.

Burckhardt. Vier Monate bei einem preuss. Feldlazareth während des Krieges von 1870. Basel 1872.

H. Fischer. Kriegschirurgische Erfahrungen. Erlangen 1872.

H. Fischer. Lehrbuch der allgemeinen Kriegschirurgie. Stuttgart 1882.

Bergmann. Die Schussverletzungen und Unterbindungen der Subclavia. Petersburger med. Wochenschrift 1877.

H. Schmidt. Zur Behandlung der mit Arterienverletzung komplizierten Schussfracturen. Deutsche Militärärztl. Zeitschrift 1876.

Porter. Kriegschirurgisches Taschenbuch. Leipzig 1882.

Buengner. Die Schussverletzungen der arteria subclavia, infraclavicularis und der arteria axillaris. Dorpat 1885.

v. Engelhardt. Kasuistik der Verletzungen der arteriae tibiales und der arteria peronaea. Dorpat 1885.

Nimier. Histoire chirurgicale de la guerre au Tonkin et à Formose 1883, 1884, 1885. Paris 1889.

The medical and surgical history of the war of the rebellion. (1861—65.) Washington.

Sanitätsbericht über die deutschen Heere im Kriege gegen Frankreich 1870 71. Berlin 1884—1890.

Reger. Die Gewehrschusswunden der Neuzeit. Strassburg 1884.

Habart. Die Geschossfrage der Gegenwart und ihre Wechselbeziehungen zur Kriegschirurgie. Wien 1890.

Bruns. Die Geschosswirkung der neuen Kleinkaliber-Gewehre. Tübingen 1889.

Habart. Die Geschosswirkung der 8 mm Handfeuerwaffen an Menschen und Pferden. Wien 1892.

Habart. Das Kleinkaliber und die Behandlung der Schusswunden im Felde. Wien 1894.

v. Coler und Schjerning. Über die Wirkung und die kriegschirurgische Bedeutung der neuen Handfeuerwaffen. Berlin 1894.

Kocher. Zur Lehre von den Schusswunden durch Kleinkalibergeschosse. Kassel 1895.

Bircher. Neue Untersuchungen über die Wirkung der Handfeuerwaffen. Aarau 1896.

Reger. Rede, XXI. Congress der deutschen Gesellschaft für Chirurgie. 1892.

v. Bardeleben. Über die kriegschirurgische Bedeutung der neueren Geschosse. Rede 19. März 1882. Königl. Friedrich Wilhelms-Institut.

Habart. Über die dynamische Wirkung der 8 mm Gewehrgeschosse an Blutgefässen und Knochen lebender Ziele. Wiener medizinische Presse 1893, Nr. 14—16.

Thesen.

I.

Die Schussverletzungen der Extremitäten durch Kleinkalibergeschosse begünstigen vor den durch die alten Weichbleiprojektile verursachten die primäre äussere oder innere Haemorrhagie.

II.

Die Hydrotherapie benötigt zu sachgemässer Anwendung ein eingehenderes Studium des Arztes.

III.

Die Verwendung von Carbol oder Sublimat bei der Wundbehandlung ist wegen der Gefahr einer Intoxication im Princip zu verwerfen.

Lebenslauf.

Verfasser dieser Arbeit, Heinrich Praetorius, evangelischer Konfession, Sohn des Rechnungsrates Heinrich Praetorius zu Potsdam, wurde am 15. Juni 1875 zu Wiesbaden geboren. Seine wissenschaftliche Ausbildung erhielt er auf dem Victoria-Gymnasium zu Potsdam, welches er Ostern 1893 mit dem Zeugnis der Reife verliess. Am 29. März desselben Jahres wurde er als Studierender in der Kaiser Wilhelms-Akademie für das militärärztliche Bildungswesen zu Berlin aufgenommen. Vom 1. April bis 1. Oktober 1893 genügte er seiner Dienstpflicht mit der Waffe bei der 9. Kompagnie Garde-Füsilier-Regiments. Am 4. Mai 1895 bestand er die ärztliche Vorprüfung, am 3. Februar 1897 das Tentamen medicum und am 9. Februar 1897 das Examen rigorosum.

Während seiner Studienzeit besuchte er die Vorlesungen, Kliniken und Kurse folgender Herren:

v. Bergmann, Blasius, Dilthey, Du Bois-Reymond(†), Engler, Ewald, Fischer, B. Fränkel, Fritsch, Gerhardt, Goldscheider, Gurlt, Gusserow, Grawitz, Hertwig, Israel, Jolly, R. Köhler, König, Köppen, Kundt(†), G. Lewin(†), v. Leyden, Liebreich, Olshausen, Oppenheim, Rubner, Salkowski, Schulze, Schweigger, Schwendener, Strassmann, Thierfelder, R. Virchow, Waldeyer.

Allen diesen Herren, seinen hochverehrten Lehrern, spricht Verfasser seinen ehrerbietigsten Dank aus.